オンライン診療

スタートマニュアル

浅野 貴大 著

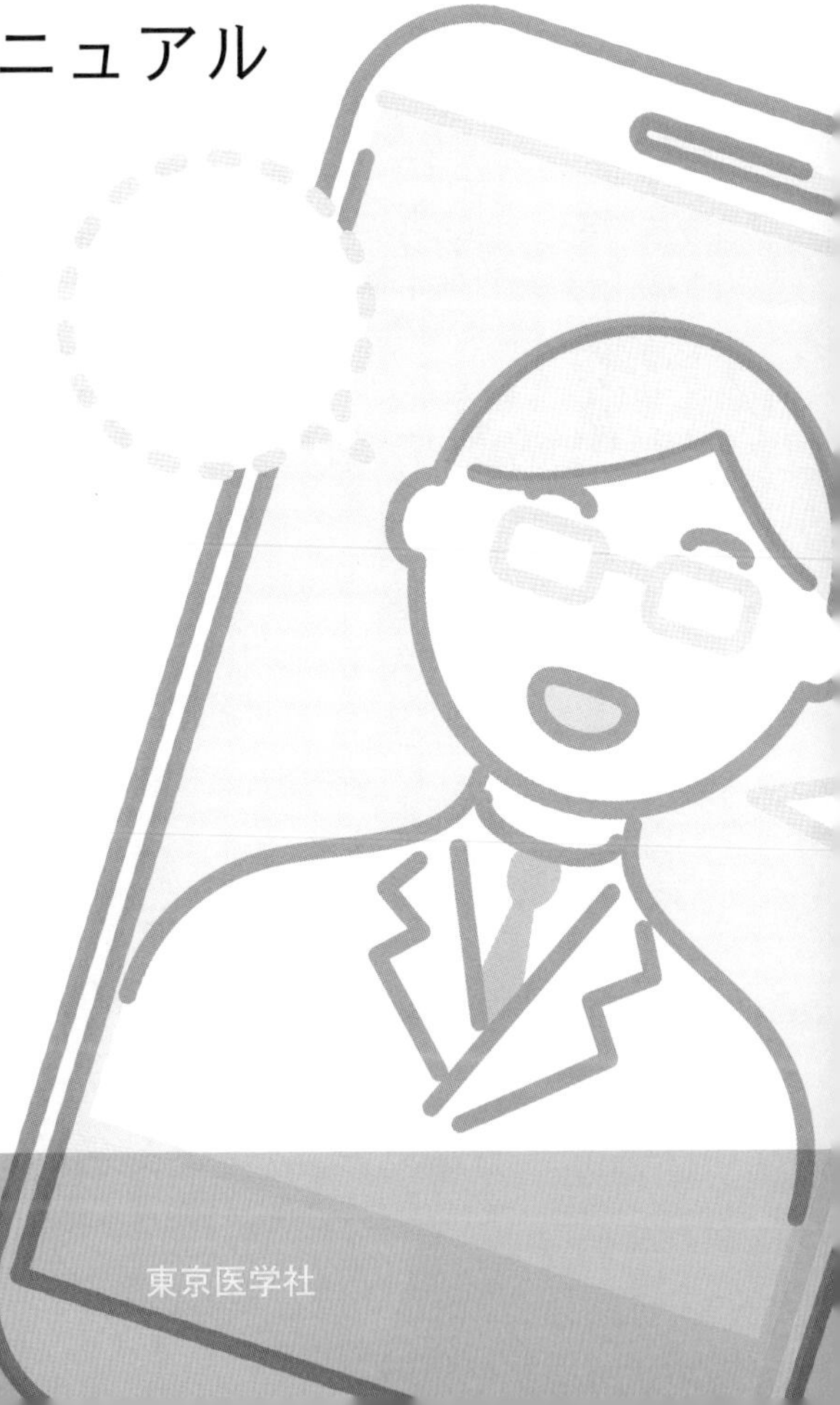

東京医学社

はじめに

私は2017年に「遠隔医療コンサルティング」というWebサイトを立ち上げ、「遠隔医療コンサルタント」として、医療ベンチャー企業と協力し、約600件の医療機関のオンライン診療導入検討にかかわってきました。病院、クリニックの医師の先生方に具体的な活用方法を提案するほか、医師会、保険医協会などでの講演も行ってきました。

2021年よりDoor. というアプリの開発、サービス構築にかかわり、現在は、Medion life というWebサイトで、「これからの医療についての情報」や「誰でも医療について語れる場」を目指して、活動しています。https://medionlife.jp/

2017年当時は遠隔医療、遠隔診療、Web診察など、さまざまな呼称がありましたが、2018年の厚生労働省のガイドライン発表で「オンライン診療」と名付けられ、本格的に制度がスタートしました。
また、２０２０年の新型コロナウイルス感染症が広がった際、院内感染対策に有効なツールとして、オンライン診療は大きな注目を集め、それとともに制度が大きく変わりました。

本書はオンライン診療に興味を持ち導入を検討する方を対象にした、スタートマニュアルです。

歴史や制度の話は最小限にし、実践的な内容を心がけました。読み終えたら、オンライン診療が開始できるようになっています。

オンライン診療を始めるうえでは、医師だけでなく、医療事務、看護師、薬剤師などメディカルスタッフの方々による協力も必要となります。
「オンライン診療を始めることにしたから、この本に目を通しておいて！」と、医療事務、メディカルスタッフの方々にお渡しいただければ、スムーズにオンライン診療がスタートできるでしょう。

オンライン診療を始めるうえで、押さえておきたいポイントは次の三つです。

①オンライン診療は、「診療」として認められています。
②オンライン診療は、「新患」患者での利用は、避けましょう。
③オンライン診療は、医療費削減のツールです。

時間のない方は、「CHAPTER 2　オンライン診療の流れ」を読んでいただければ、効率よくオンライン診療の全体像がつかめます。

2021年　医師　浅野貴大

CONTENTS

CONTENTS

CONTENTS

CHAPTER 1

オンライン診療とは？

CHAPTER 1

オンライン診療とは？

「病院に行き、医師の診察を受け、薬をもらって帰る」

これが、通常の診察、受診です。オンライン診療と区別するために、本書では「対面診療」と呼びます。

それに対し、「ビデオ通話」でのやりとりで医師の診療を受けるのが、オンライン診療です。自宅にいたまま診療を受けられるので、さまざまな理由で通院の難しい患者のために、役立つのではないかと期待されています。

病状が安定した患者の継続処方については、オンライン診療が選択肢となります。

「かかりつけ医で高血圧の薬を処方されているが、仕事が忙しく、通院が中断してしまった」という場合の解決策に、オンライン診療はなるでしょう。このようなことから、患者からは「便利になる」、医師からは「診療の選択肢が増える」と、期待の声が上がっています。

それに加えて、オンライン診療は「院内感染対策」に役立ちます。

2020年、新型コロナウイルス感染症が広がったことにより、院内感染のリスクから、患者が安心して医療機関の外来を受診することができない状況となりました。

そこで注目されたのが、オンライン診療です。厚生労働省は「時限的・特例的な措置」をとり、オンライン診療の実施条件が緩和され、多くの医療機関がオンライン診療と向き合う大きなきっかけとなりました。

まだまだ課題や制限は多くありますが、オンライン診療の可能性は広がっています。

オンライン診療の目指すもの

オンライン診療の目指すものは、治療継続の実現と重症化予防です。さらに禁煙、生活指導など発症予防にも活用されています。オンライン診療によって発症予防、重症化予防が実現すれば、医療費の削減ができます。その意味でも、今後、オンライン診療は医療インフラとして整備が進んでいくでしょう。

ただ、間違えてはいけないのは、オンライン診療は決して薬の簡単な入手や安易な受診を目指したものではないということです。

2018年3月に厚生労働省は「オンライン診療の適切な実施に関する指針」（以下「ガイドライン」）を発表しました。安全性、必要性、有効性に配慮したルールで、ホームページで公開されています。約30ページ程度の内容で、その後、年に一回更新されています。

▼厚生労働省　オンライン診療に関するホームページ　https://www.mhlw.go.jp/stf/seisakunitsuite/bunya/kenkou_iryou/iryou/rinsyo/index_00010.html

また、日本プライマリ・ケア連合学会は、２０２０年５月に「プライマリ・ケアにおけるオンライン診療ガイド」を公開し、プライマリ・ケアでオンライン診療を行う場合の準備や注意点について触れています。

▼日本プライマリ・ケア連合学会　プライマリ・ケアにおけるオンライン診療ガイド　https://www.pc-covid19.jp/files/topics/topics-5-1.pdf

こうした情報を参考にしながら、的確な運用を模索していくべきと考えています。

オンライン診療は保険診療？　自由診療？

費用負担の形態により、保険が適用される「保険診療」と、保険が適用されない「自由診療」の二つがあることは、医療者、患者とも広く理解がありますが、オンライン診療はどちらでしょうか。

答えは、「両方」です。

オンライン診療にかかる費用負担について、2018年4月に「オンライン診療料」が新設され、保険診療で評価されました。「保険の適用に制限が多い」という声もありますが、保険診療で評価されたことそのものが画期的なことで、ブレイクスルーだと思います。

今後は効率化の観点で、議論が進むでしょう。「通院困難」「介護離職」「待機児童」「人口減少社会」「地方創生」「ワークライフバランス」といった、社会問題解決への活用も求められると思います。

保険診療の場合、「窓口で支払う三割が自己負担、残りは保険でカバーされる」という表現をよく使います。「保険でカバー」の費用負担は、保険料や公費（税金）などがあてられますが、あくまで保険料を支払っているのは自分や雇用主、税金を支払っているのは、個人や企業となります。つまり、「保険でカバー」＝「自己負担ではない」というわけではありません。

保険診療の場合、その場で支払う金額は自由診療に比べて低いことが多いため「自由診療は、全額負担だから高い」「保険がきくと、安く済むから得」と感じられます。しかし、オンライン診療の未来、社会保障の未来を見据えると、その損得とは違うものさしで考える必要があります。「あったらいいな」「できたらいいな」と思うものを実現していくことが重要ではないでしょうか。

本書ではオンライン診療の可能性を広くアピールしたいと考え、保険診療の枠組みは意識せずに事例を記載しています。

現在、新型コロナウイルス感染症対策として、特例的に保険診療の幅が広がり、新たな社会インフラと認識されました。

今後、保険診療で認められる部分は、少しずつ拡大していくと予想されます。しかし、本書での事例紹介には、まだまだ自由診療の範囲にあるものが多くある点に留意してください。

感染症の発生 新型コロナウイルス以外でも感染対策に役立ちます

新型コロナウイルス感染症によって大きな注目を集めるオンライン診療ですが、私は新型コロナウイルス感染拡大以前にも、オンライン診療が院内感染対策に役立つ可能性を感じていました。２０１８年当時に書いた原稿を紹介します。

2018年春に、日本国内で麻疹の流行がありました。そんなちょうど流行の時期に、小児科救急当番を担当した際、「数週間前に、麻疹の流行地域を旅行した。持続する発熱と皮疹がある」という幼児の受診がありました。

麻疹の典型的臨床徴候はなし。予防接種歴もあり、全身状態も良好でしたが、流行地域への旅行歴を重視し、保健所へ連絡して検体を採取し、遺伝子検査に提出しました。その日は帰宅してもらい、結果がわかり次第、電話で連絡することになりました。翌日には遺伝子検査の結果が陰性とわかりました。結果を電話で連絡した数日後、再度受診されましたが、解熱し、皮疹も消褪していました。

現在、水痘（みずぼうそう）、ムンプスウイルス（おたふくかぜ）なども念頭に、皮疹などの徴候がある場合や麻疹の可能性がある場合には、受付時に申し出てもらい、隔離するよう心がけています。

その際の麻疹の検査結果は陰性でしたが、もしも陽性だったら、接触者は誰になるでしょうか。

その患者の来院時、受付の職員は数名いました。また、受付時（待合室とつながっています）の待合室には10名程度の患者とその家族がいました。

しかしもし来院ではなくオンライン上で問診ができれば、受付での接触者を防ぐ感染対策に役立つのではないでしょうか。

また、この例では検査結果の説明を電話で行いましたが、オンライン診療であれば皮疹の経過も確認でき、再診の必要性をより詳しく伝えることができるのではないでしょうか。


2018年当時のガイドラインでは「発熱、皮疹という急性期症状をみていること」「救急外来であり、普段からかかりつけ医として診療をしている医師の診察ではないこと」は、オンラインで診療する症例として「望ましくない」とされています。

「麻疹疑いの症例をオンラインで診断する」のではなく、「適切な感染対策のため、対面診療の前後に、オンライン診療を取り入れる」という観点で、有用性を提案したいと思った事例でした。

２０１８年の麻疹の流行では、四次感染（患者→別の患者→別の患者→別の患者）まで確認されています。患者発生の原因となった接触が医療機関内だった事例も確認されました。オンライン診療が感染対策に活用できないか、小児科医としての経験も生かして発信していきたいと思います。

COLUMN

看護師の役割

オンライン診療では原則として、医師と患者間で診療が完結します。

オンライン診療時代の看護師の役割は、今後の看護研究のテーマです。看護師は「観察のプロ」です。在宅医療では、「看護師の訪問」と「医師のオンライン診療」の組み合わせによって、オンライン診療の欠点を補うことができるかもしれません。実際にモバイルクリニックの実証実験（56ページ参照）では、患者のすぐそばに看護師が寄り添うことで、オンライン診療の質を大きく高めています。

クリニックにおいては、医師さえ都合がつけば、看護師や受付スタッフの勤務スケジュールの変更なしに診療できるのが、オンライン診療のメリットといえます。

とはいえ、前後に対面診療が入る場合もあり、連続性を確保するためにはスタッフ全体でオンライン診療の利点と限界を理解しながら、行っていくのがよいでしょう。

CHAPTER 2

オンライン診療の流れ

CHAPTER 2

オンライン診療の流れ

通常の対面診療の場合、診療の流れは次の通りとなります。

来院（26ページ）
↓
受付（33ページ）
↓
問診（40ページ）
↓
身体所見（41ページ）
↓

検査（50ページ）
↓
診断（59ページ）
↓
治療（61ページ）
↓
会計（73ページ）

この流れにそって、オンライン診療を解説します。

来院

対面診療の場合

患者は自宅や職場から、徒歩や公共交通機関、自家用車など、さまざまな交通手段でクリニックへ通院します。

通院に時間や手間がかかるため、「仕事で時間の都合がつけられない」「電車での移動が体力的に大変である」など、患者にとって負担となる場合があります。

オンライン診療の場合

患者の所在

オンライン診療では、来院は不要です。では、患者はどこでオンライン診療を受けることがベストなのでしょうか。

オンライン診療を受ける患者には、「安定したネットワーク環境のある場所」「プライバシーが守られる場所」という二点に配慮した環境にいてもらう必要があります。

最適なのは自宅の静かな個室です。職場での受診も可能ですが、雑音がある場所や他者が通る場所は、オンライン診療には不向きといえます。実際、オンライン診療を希望する患者からは、職場では場所の確保が難しいとの声が聞かれます。

そのほか、患者がオンライン診療を受ける場所としてモバイルクリニック（＝移動診療車）が注目されており、現在、実証実験が行われています（56ページ参照）。

オンライン診療時の患者所在について質問を受けることは多いです。ガイドラインから患者の所在に関する箇所を抜粋します。ガイドラインに即した案内をしていただければと思います。

（2）患者の所在

①考え方

医療は、医療法上、病院、診療所等の医療提供施設又は患者の居宅等で提供されなければならないこととされており、この取扱いは、オンライン診療であっても同様である。医療法施行規則第1条の現行の規定では、「居宅等」とは、老人福祉法に規定する養護老人ホーム等のほか、医療を受ける者が療養生活を営むことができる場所と規定されているが、療養生活を営むことができる場所については、オンライン診療であるか否かにかかわらず、既に、患者及びその家族等の状態や利便性等を勘案した判断を行っている。

他方、医療は、生命の尊重と個人の尊厳の保持を旨とし、医師等の医療の担い手と医療を受ける者との信頼関係に基づき提供されるものであることから、患者の所在が医療提供施設であるか居宅等であるかにかかわらず、第三者に患者に関する個人情報・医療情報が伝わることのないよう、患者のプライバシーに十分配慮された環境でオンライン診療が行われるべきである。

また、当然ながら、清潔が保持され、衛生上、防火上及び保安上安全と認められるような場所でオンライン診療が行われるべきである。

②最低限遵守する事項

ⅰ 患者がオンライン診療を受ける場所は、対面診療が行われる場合と同程度に、清潔かつ安全でなければならない。

ⅱ プライバシーが保たれるよう、患者が物理的に外部から隔離される空間においてオンライン診療が行われなければならない。

ⅲ 医療法上、特定多数人に対して医業又は歯科医業を提供する場所は病院又は診療所であり、これはオンライン診療であっても同様であるため、特定多数人に対してオンライン診療を提供する場合には、診療所の届出を行うこと。ただし、巡回診療の実施については、昭和37年6月20日付け医発554厚生省医務局長通知による、巡回診療の実施に準じて新たに診療所開設の手続きを要しない場合があること、また、健康診断等の実施については、平成7年11月29日付け健政発927号厚生省健康政策局長通知による、巡回健診等の実施に準じて、新たに診療所開設の手続きを要しないこと。

③推奨される事項

患者の日常生活等の事情によって異なるが、患者の勤務する職場等についても、療養生活を営むことのできる場所として認められる。

厚生労働省「オンライン診療の適切な実施に関する指針」より抜粋

医師側の所在

オンライン診療時、医師はどのような場所にいることがベストなのかですが、所在についての注意は基本的には医師も患者と同様です。

「ネットワーク環境のある場所」「プライバシーが守られる場所」の二点に配慮した環境を診療のために準備する必要があります。患者の情報収集、診療録の記載が必要となるため、オンライン診療といえども病院、クリニック内での診療が基本となります。

なお厚生労働省ガイドラインでは、医師の所在について「必ずしも医療機関においてオンライン診療を行う必要はないが、騒音のある状況等、患者の心身の状態に関する情報を得るのに不適切な場所でオンライン診療を行うべきではない」（厚生労働省ガイドラインV2（1）医師の所在）とされています。保険診療について（診療報酬のオンライン診療料の算定要件）は、「オンライン診療は、当該保険医療機関内において行う」となっています。

「医師の所在」について、続いて医療機関以外での診療を解説します。

例えば、医師の自宅でのオンライン診療について、多くの質問を受けます。ガイドライン上では可能ですが、急な来客、家族の出入り、生活音などの課題があり、あまりお勧めはできません。また、自身の生活空間を患者に見せることに抵抗を感じる医師が多いようです。

もし行う場合には、ネットワークが安定している環境（一定の速度のインターネット環境）と、静かで人が出入りしない部屋の用意が必要です。宅配便などのインターフォンや、家具家電のアラーム音などが診療の妨げにならないように配慮する必要があります。

そのほか、移動中の車内でのオンライン診療についてですが、ネットワークの安定性、プライバシー確保の観点から新幹線などの電車、自家用車を含めて望ましくありません。

オンライン診療の予約は、移動のない時間に設定しましょう。やむをえず自家用車内などで対応する場合は、①プライバシーへの配慮、②通信の安定性の確保、に注意する必要があります。

受付

対面診療の場合

受付で、診察券と保険証を提出します。

初診時には、受付のタイミングで問診票の記入などをお願いする場合があります。

オンライン診療の場合

オンライン診療では、受付スタッフと患者とのやりとりはありません。その代わりに診療開始時の本人確認に備えて身分証明証の用意が、医師、患者ともに必要となります。

必要となる身分証明証は、医師側は医師資格証、もしくは医師免許証です。患者側は被保険者証、マイナンバーカード、運転免許証など本人確認できるものとなります。

医師は診療の際に、患者の取り違えを防ぐために氏名を確認する習慣があります。しかし、「診察券や保険証を確認する」という作業は受付スタッフに任せており、習慣がないため、意識的に行う必要があります。

事前に対面診療が行われ、かかりつけの医師と患者の関係にあれば、証明書を用いた本人確認を毎回行う必要はないとされています。

ただし、保険診療では診察のたびに被保険者証の確認を行いましょう。

なお、「受付スタッフが確認し、医師は診察から行う」という運用方法もあり得ますが、規則上は、身分証の確認は医師に義務付けられています。

そのため本人確認に関する責任は、すべて医師にあることに注意が必要となります。

本人確認に関するガイドラインを抜粋します。

（4）本人確認

①考え方

オンライン診療において、患者が医師に対して心身の状態に関する情報を伝えるに当たっては、医師は医師であることを、患者は患者本人であることを相手側に示す必要がある。また、オンライン診療であっても、姓名を名乗ってもらうなどの患者確認を、直接の対面診察と同様に行うことが望ましい。

②最低限遵守する事項

ⅰ 医師が医師免許を保有していることを患者が確認できる環境を整えておくこと。ただし、初診を直接の対面診療で行った際に、社会通念上、当然に医師であると認識できる状況であった場合、その後に実施するオンライン診療においては、患者からの求めがある場合を除き、医師である旨の証明をする必要はない。

ⅱ 緊急時などに患者が身分確認書類を保持していない等のやむを得ない事情がある場合を除き、原則として、医師は、患者に対して本人であることの確認を行うこと。ただし、社会通念上、当然に患者本人であると認識できる状況であった場合には、診療の都度本人確認を行う必要はない。

③確認書類の例
ⅰ 医師の免許確認：HPKIカード（医師資格証）、医師免許証の提示の活用
ⅱ 患者の本人確認：保険証、マイナンバーカード、運転免許証等の提示

「オンライン診療の適切な実施に関する指針」より抜粋

オンライン診療で活用しやすい医師資格証

オンライン診療における医師の免許確認として、医師免許証または医師資格証が使用できます。

さて、この医師資格証、持っている方は身近にいらっしゃるでしょうか。

医師資格証は、日本医師会が発行する証明書で、ＨＰＫＩ（Healthcare Public Key Infrastructure の略）カードとも呼ばれます。ＩＴ世界での「電子署名」「認証」の役割のほかに、医師の資格保有を証明できる、顔写真入りの身分証明書としても活用できます。

発行にあたっては、日本医師会の電子認証センターのホームページから申し込むことができ、手続きには2カ月程度を要します。料金は、日本医師会会員は初年度無料、5年後の更新時に5,000円（＝5年間の総額は5,000円）となります。日本医師会非会員は初年度11，000円、以降毎年6，000円、5年後の更新時に11，000円となります。2020年5月末現在、加入者数は約16，000人で、日本医師会会員の8.6％、全国医師数の4.9％が加入しています（日本医師会電子認証センターホームページによる）。

特に医師会会員の方は、オンライン診療の開始をきっかけに申請してみてはいかがでしょうか。

▼日本医師会電子認証センターホームページ　https://www.jmaca.med.or.jp/

患者の身分証明「eKYC」～本人確認の電子化

オンライン診療において、医師、患者の双方の本人確認は重要なテーマです。

先ほど医師側の電子証明として医師資格証を紹介しました。では患者側における本人確認の電子証明には、どのようなものがあるのでしょうか。

近年、活用が始まっているのが、ｅＫＹＣ（electronic Know Your Customer）です。これは電子化された本人確認の総称で、オンラインで完結する本人確認も含まれます。

具体的には、オンライン診療の開始前に、スマートフォンを使い、身分証明書の写真と同一の人物であることを認証するシステムです。患者側が運転免許証、医師側が医師資格証をもっていれば、本人確認が行えます。また、スマートフォンのロック解除の顔認証のように、医師側の端末の起動にも顔認証を義務付ければ、セキュリティも高まります。

銀行口座の開設やクレジットカードの新規申し込みでも、ｅＫＹＣの技術はスピーディーな本人確認に役立つとされています。

オンライン診療での本人確認については、便利さと確実さをどう両立するのか、模索が続いています。ｅＫＹＣが身近なサービスとして浸透すれば、安心なオンライン診療の開始に役立つと思います。

問　診

対面診療の場合

基本的には次の二つの方法のどちらかで進めていくことになります。

①事前に、フォーマットに患者が記入し、診察前に医師が確認する。

②診療開始時に医師が問診する。

オンライン診療の場合

問診は、対面診療でもオンライン診療でも違いはありません。

次項の「身体所見」で詳しく述べますが、血圧や体重などのバイタルサインを測定できる外付けの機器が登場してきています。こういった機器を利用して、患者の日々の変化などを医師が確認しながら問診を進めるのもよいでしょう。

身体所見

対面診療の場合

患者のバイタルサインの測定をし、身体診察を行います。例えば、視診（＝目で見る）、聴診（聴診器で心音、肺音、腸蠕動音を聴く）、触診（手で触れて大きさ、硬さ、痛みなどを判断する）のほか、神経学的診察（麻痺や反射などの確認）を行っていきます。

オンライン診療の場合

オンライン診療では、視診以外の身体所見を得ることができません。また、視診についても、症状を訴える部位以外はおろそかになりがちです。

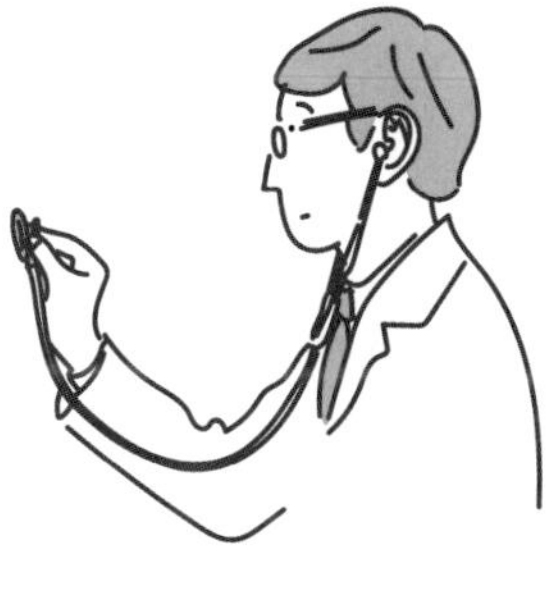

そういった課題への対処として、電子聴診器など特別なデバイスの使用が候補になりますが、すべての患者に用意するのは、現状では現実的とはいえません。

身体所見の確認をオンライン診療の弱点と認識し、必要なら来院をお願いして対面診療を行いましょう。

どのタイミングで対面診療に切り替えるか

先にも述べましたが、身体所見の確認はオンライン診療の弱点といえます。必要に応じて患者に来院を促し、対面診療に切り替える必要があります。

では、どのようなタイミングでオンライン診療から対面診療に切り替えるとよいのでしょうか。

ガイドラインでは「オンライン診療を行うことが適切でないと判断とした場合はオ

ンライン診療を中止し、速やかに適切な対面診療につなげること」と示されています。これは、一種のトリアージ能力を求めていると解釈できます。

それでは、「オンライン診療版トリアージ」は、どの程度可能でしょうか。オンライン診療で発見できるEmergency Signは何でしょうか。

具体例としてFramingham の基準※による心不全の身体所見をあげ、それぞれオンライン診療による判断が可能かを記載し、次ページの表に示します。

Framingham の基準では、大症状が二つ、もしくは大症状が二つ＋小症状が一つ当てはまれば、心不全の可能性が高いと判断しています。

それぞれの症状が「オンライン診療で判断できる（○）」「オンライン診療で判断できない（×）」「注意すればオンライン診療でも判断できる（△）」の三つのうちどれに該当するかを記しました。

大症状	
発作性夜間呼吸困難	○
頸動脈怒張	△
ラ音	×
心拡大	×
急性肺水腫	×
III音	×

小症状	
下腿浮腫	△
夜間咳嗽	○
労作時呼吸困難	○
肝腫大	×
胸水貯留	×
肺活量減少	×
頻脈	△

大症状２つ or 大症状２つ＋小症状１つが当てはまるようであれば、心不全の可能性が高いと判断する。
○：オンライン診療で判断できる
×：オンライン診療で判断できない
△：注意すればオンライン診療でも判断できる
(The Natural History of congestive heart failure. NEJM 1971 より引用)

表では、オンラインで判断できないことを示す「×」が大症状で四つ、小症状で三つとなっています。「×」が多いことから、オンライン診療で心不全を判断する場合、現状では見落としの危険性が高いという認識が必要です。

「必要な場合は、対面診療に切り替える」という基準を突き詰めることも、オンライン診療の発展には不可欠です。

バイタルサインや生体情報の把握に役立つ機器

対面診療時にはバイタルサインを確認します。オンライン診療では実際に触診することはできませんが、バイタルサインを確認できる外付けの機器などが登場してきています。

例えば、複数のメーカーの血圧測定器に、測定結果がオンラインで送信できる機能が付いています。こういった機器により、収縮期血圧、拡張期血圧、心拍数などを医師が確認することができます。

今後もさまざまな機器の登場が予想されますが、ここでは現状でどのような機器があるのか、診療に役立つ機器をいくつか紹介していきます。

・血圧計

多くの医療機器メーカーが自社の血圧計と連動するアプリを開発しており、血圧測定時に運動、食事、飲酒、睡眠といった情報メモを追加して、「血圧日記」として主治医と共有することもできます。また後述しますが、スマートフォンを使用した血圧測定についても開発が進んできています。

・酸素飽和度（SpO_2）測定器

コロナウイルス感染症拡大期に、重症化の指標の一つとして酸素飽和度が注目されました。また、ＣＯＰＤ（慢性閉塞性肺疾患）や喘息の状態把握、睡眠時無呼吸症候群の重症度判定や治療効果測定にも有効です。

２０２０年現在では、測定結果のオンライン送信に対応している機種はごくわずかですが、技術的には可能なため、今後はオンライン診療の現場に登場する回数が増えると予想されます。

・体重計、体組成計

生活習慣病に対する食事指導、運動指導において、体重の推移は重要な指標といえます。体組成計は、BMI（ボディマス指数）、体脂肪率、筋肉量なども測定できます。すでに多くの体重計、体組成計にはアプリとの連動機能があります。データの転送手段としてはBluetoothを用いるのが主流ですが、Wi-fi機能を持つ機種も発売されています。

また、日々の測定結果がグラフで記録されるため、きめ細かい生活指導を行うことに役立ちます。

・睡眠計

センサーマットを用いて、睡眠中の呼吸、脈拍、体動を測定し、睡眠の質や傾向を知ることができます。

睡眠計が「診療」の場面で活用されることはまだまだ少ないですが、睡眠はストレスの指標として注目度が高いため、今後は精神科領域で「メンタルヘルスと睡眠」といったテーマや、産業保健領域で「仕事のストレス・疲労と睡眠」といったテーマなどに用いられていくことが考えられます。

スマホ自撮りで血圧を測定する試み

生活習慣病へのアプローチの際に、「スマートフォンで簡便に血圧が測定できたら便利だろうな」と、考える人は多いのではないでしょうか。スマートフォンの所有率が高まっている昨今、スマートフォンを使用したバイタルサインの確認に注目が集まっています。

2019年8月、トロント大学から発表された論文※で、スマートフォンの光学センサーが顔の皮下を流れる血流の変化を捉え、血圧を計算する仕組みが示されています。

この報告は、1,328人の正常血圧の成人を対象とし、従来の方法での実測値と比較しています。スマートフォンで2分間、顔の自撮りをした結果、専用アプリで計算した血圧値は、収縮期で95%、拡張期で96%の一致率でした。

今回の報告は、高血圧や低血圧の人を含んでいないため、さらなる検証は必要ですが、スマートフォンを利用して、日常生活のなかでいつでも血圧を測ることが可能となれば、オンライン診療だけでなく、生活習慣病への介入の質が向上するのではないでしょうか。

医療機器としては国内未認可です（２０２０年12月現在）が、エビデンスの蓄積を期待しています。

※ Luo H et al. Smartphone-based blood pressure measurement using transdermal optical imaging technology.Circ Cardiovasc Imaging. 2019; 12.

検　査

対面診療の場合

一般的な対面診療では、問診の後（もしくは前）に診断の参考となる検査を行います。検査内容ですが、例えば次のようなものがあげられます。

検体検査：血液検査、尿検査、感染症迅速検査（インフルエンザ、溶連菌など）など
画像検査：X線検査、超音波検査、CTなど
生理検査：心電図、肺機能検査など

オンライン診療の場合

オンライン診療では、基本的には検査を行うことができません。検査が必要と判断

した場合は、来院をお願いしましょう。

ただし、最近ではオンライン診療に役立つデバイスが現れてきており、スマートフォンやアプリを使用したデバイスもいくつか開発されています。

また、後述しますが、各種検査システムを搭載したモバイルクリニック、つまり移動できる診療車も注目されており、すでに実証実験がスタートしています。

オンライン診療で使えるデバイスはあるのか

スマートフォンやアプリを使用した検査結果は、現状ではまだオンライン診療において診断の根拠とするには十分とされていません。そのため信頼性、医療機器としての認可の有無などに注意を払う必要があります。

とはいえオンライン診療では、スマートフォンのほかウェアラブル端末などから、どのような生体情報を共有できるかに注目が集まっており、さまざまなメーカーが開発を競っています。

Amazonの腕輪型端末の実力は？

2020年8月、Amazonから、健康管理サービス「Halo」[注]がリリースされました（米国国内向け。日本でのサービス開始は未定）。

腕輪型端末「Halo Band」が、さまざまな生体情報を記録し、スマートフォンと連携します。心拍数、体温といったセンサーから読み取れる情報以外にも、声から精神状態を推定することや、カメラ画像から体脂肪を高精度に把握することもできます。

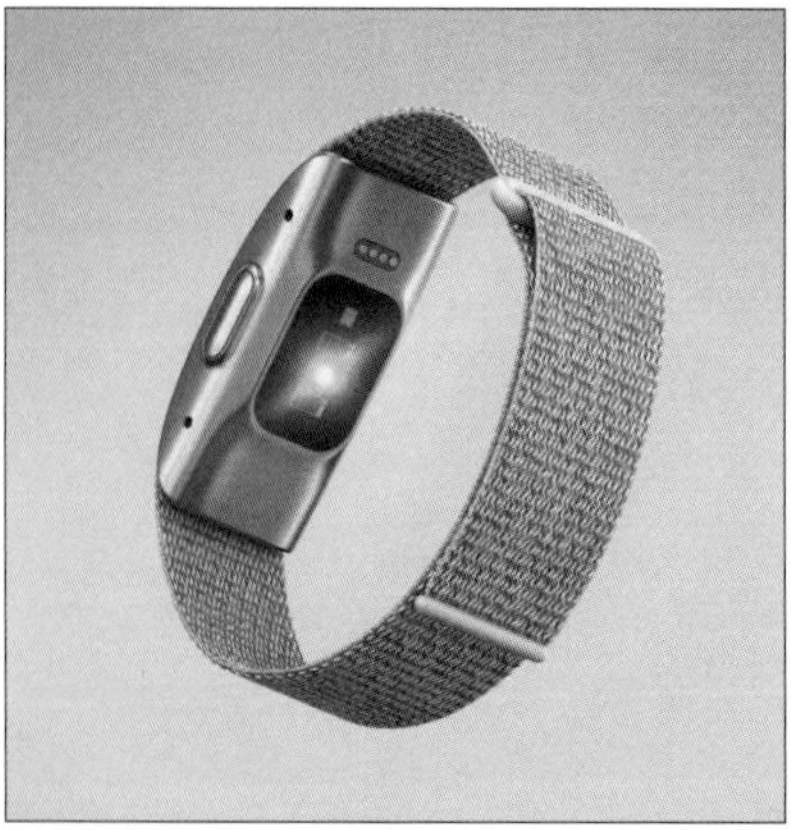

健康管理サービス「Halo Band」
（Amazon）

声からは「ポジティブ」（うれしそう、悲しそう）や「エネルギー」（興奮、疲労）の度合いを分析し、精神状態を推定します。

ウェアラブル端末からの情報は、日常生活を送るなかでの生体情報が自動的に蓄積される手軽さが注目される一方で、データの量が多くなることから、その解釈や、診断、治療にどのように活用するかを医療者が工夫していく必要があります。

端末の価格は99.99ドル、月額利用料は3.99ドルと発表されています。

日本国内で医療機器として認可を受けていないので、現時点で診療に用いることはできませんが、技術の進化とともに、オンライン診療の守備範囲は確実に広がっていくことでしょう。

注　2020年12月現在、医療機器としては国内未認可

Apple Watch Series 6

2020年9月、ウェアラブル端末として人気のApple Watchに、血中酸素ウェルネス機能が搭載されたSeries 6が発売されました。

2021年1月には日本国内において、心電図アプリケーションと不規則な心拍の通知機能がリリースされました。

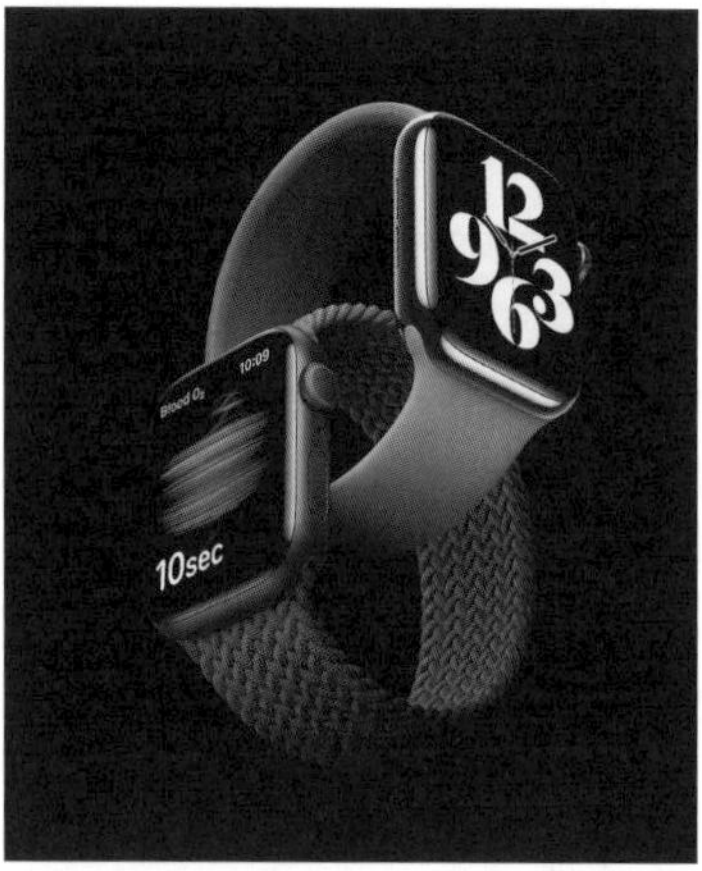

「Apple Watch Series 6」(Apple)

①心電図機能(医療機器として認可)

心電図アプリケーションは、第Ⅰ誘導心電図に類似した心電図を記録でき、結果のPDFを医師と共有できます。また、内蔵されている光学式心拍センサーを利用して、不規則な心拍の通知機能が受けられます。心房細動の早期発見に役立つことが期待されています。

②血中酸素ウェルネス（医療機器として未認可）

Ａｐｐｌｅ Ｗａｔｃｈ Ｓｅｒｉｅｓ６には血中酸素ウェルネス機能が搭載されましたが、２０２１年３月現在、医療機器としては国内未認可です。現時点で医療用として用いることはできませんが、発売後は反響が大きく、「運動、睡眠など、生活の一場面での血中酸素飽和度を知りたい」という要望があることがわかりました。

在宅尿検査キットＤｉｐ．ｉｏ

イスラエルHealthy. ioが開発し、国内での取り扱いはヘカバイオデジタルヘルスによりますが、２０２０年12月現在、医療機器としては国内未認可です。

患者は自宅で採尿した後、アプリの指示に従いながら検査を行い、医師に送信します。

米国Healthy. ioの尿検査キットには、①尿たんぱく、尿潜血、尿糖、pHなど一般検査で腎機能を確認するもの、②糖尿病性腎症を評価するもの（尿中のアルブミン／クレアチニン比）の二種類があります。

COLUMN

モバイルクリニックの可能性 ～長野県伊那市での実証実験

現在、今後のオンライン診療における検査としてモバイルクリニック（＝移動診療車）による実証実験が行われています。

このモバイルクリニックには、心電図モニター、血糖値や血圧測定器、脈拍数と動脈血液の酸素飽和度を測定するパルスオキシメーターを搭載しており、簡易的な検査であれば一通り行える車両となっています。このようなシステムを利用することで、オンライン診療の弱点を補うことができます。

長野県伊那市は、医師が少なく、住民の高齢化が進んでいる地域です。その社会的問題を解決するために、伊那市は医療機器大手のフィリップス・ジャパン、ソフトバンクとトヨタ自動車により設立されたモネ・テクノロジーズと連携し、医師が乗らない診療車「モバイルクリニック」の実証実験を行っており、2021年の実用化を目指しています。

モバイルクリニックは、トヨタハイエースの福祉車両を改造しており、車いすでも乗れるスペースが確保されています。

前述の医療機器を搭載し、同乗の看護師がオンラインでの医師の指示に従い、患者の診察（検査や処置）を手助けします。

患者側は自宅に来たモバイルクリニック内でオンライン診療を受けます。さらにオンライン服薬指導、薬品配送などの仕組みが整えば、通院の負担が大幅に軽減されます。

地方では、人口減少、高齢化に伴い、交通手段がなく、通院のための外出が困難な状況もうまれています。機器の操作が困難な高齢者でも、モバイルクリニックが活用できれば、オンライン診療の恩恵を受けることができます。伊那市だけでなく、北海道でもモネ・テクノロジーズとの協力が始まっており、全国から注目が集まっています。

モバイルクリニックは、オンライン診療の弱点である、「身体所見」「検査」の部分を補い、オンライン診療の可能性を大きく広げるシステムではないでしょうか。

参考資料 2020年2月5日毎日新聞

診断

対面診療の場合

症状、身体所見、検査をもとに診断を確定し、それを伝えるとともに治療方針を伝えます。

診断が確定できない場合は、患者に診断名の候補を伝え、診断確定のために必要な検査計画、治療計画を説明します。

専門的な検査が必要となる場合や別の科で診療を受けるべきと判断された場合は、この段階で紹介状を作成し、他院での診療の継続を案内することもあります。

オンライン診療の場合

オンライン診療は、基本的には過去に対面診療で診断した疾患を継続して診ていく場合を想定しています。
オンライン診療単独では、身体診察や検査を十分に行うことができないとされているため、新しく出現した症状への対応は、慎重に行う必要があります。

プライマリ・ケア連合学会の「プライマリ・ケアにおけるオンライン診療ガイド」(https://www.pc-covid19.jp/files/topics/topics-5-1.pdf) では、オンライン診療がふさわしいかどうかを判断する条件の一つに「急性期症状の有無、慢性疾患増悪の有無、軽症／重症」をあげています。重篤な急性期症状や、慢性疾患の大幅な増悪がある場合は、対面診療が必要となります。

また、オンライン診療で軽症・重症の判断がつかないケースについても、対面診療を促す必要があります。
新規の症状でも、患者に鑑別診断（病名の候補）をあげて、受診の緊急性を伝えることや、適切な医療機関、診療科を案内することは、認められています。ただし、「診断の確定」は対面診療で行うことを、患者に伝えておく必要があります。

治療

対面診療の場合

医師は診断に基づき、効果効能、副作用を説明したうえで治療（処方）を行います。処方に関しては、お薬手帳や診療録で、既往、アレルギー、医薬品の相互作用（他院からの処方を含む）を確認する必要があり、患者が処方を受け取る前に薬剤師によるチェックを経ることを基本としています。

患者は、一般的に以下の方法で薬剤を受け取ります。

①院内処方の場合、窓口で薬を受け取ります。
②院外処方の場合、窓口で処方せんを受け取ります。その後、調剤薬局で処方せんを提出し、薬剤を受け取ります。

オンライン診療の場合

オンライン診療では、医師は対面診療と同様の説明、確認のもと、症状が安定している患者に対しての継続処方（前回と同じ処方、いわゆるＤｏ処方）を行うことができます。

継続処方においても、効果が不十分な場合や副作用について確認が必要な場合、薬剤の変更を行う場合は来院をお願いし、対面診療で判断しましょう。

新たな症状に対しての処方は、オンライン診療で行うことはできるだけ避け、来院をお願いし、対面診療に切り替えることをお勧めします。

重篤な急性症状を認める場合や、慢性疾患の増悪の度合いが大きい場合に、オンライン診療で得られる限定的な情報をもとに治療方針や処方内容を変更することは、適切ではありません。

なお、かかりつけ患者の定期診察時、ごく軽微な症状変化に対しての対応（処方量の調整など）は許容される場合があります。

ガイドライン作成の議論の場でも、「不適切な処方」について強く注意喚起がなされているため、ガイドラインの該当部分を抜粋掲載します。

（5）薬剤処方・管理

①考え方

医薬品の使用は多くの場合副作用のリスクを伴うものであり、その処方に当たっては、効能・効果と副作用のリスクとを正確に判断する必要がある。

このため、医薬品を処方する前に、患者の心身の状態を十分評価できている必要がある。

また、医薬品の飲み合わせに配慮するとともに、適切な容量・日数を処方し過量処方とならないよう、医師が自らの処方内容を確認するとともに、薬剤師による処方のチェックを経ることを基本とし、薬剤管理には十分に注意が払われるべきである。

②最低限遵守する事項

ⅰ　現にオンライン診療を行っている疾患の延長とされる症状に対応するために必要な医薬品については、医師の判断により、オンライン診療による処方を可能とするが、患者の心身の状態の十分な評価を行うため、原則として、新たな疾患に対して医薬品の処方を行う場合は、直接の対面診療に基づきなされること。

また、重篤な副作用が発現するおそれのある医薬品の処方は特に慎重に行うとともに、処方後の患者の服薬状況の把握に努めるなど、そのリスク管理に最大限努めなければならない。

ⅱ　医師は、患者に対し、現在服薬している医薬品を確認しなければならない。

この場合、患者は医師に対し正確な申告を行うべきである。

③推奨される事項

医師は、患者に対し、かかりつけ薬剤師・薬局の下、医薬品の一元管理を行うことを求めることが望ましい。

④不適切な例

ⅰ 患者が、向精神薬、睡眠薬、医学的な必要性に基づかない体重減少目的に使用されうる利尿薬や糖尿病治療薬、美容目的に使用されうる保湿クリーム等の特定の医薬品の処方を希望するなど、医薬品の転売や不適正使用が疑われるような場合に処方することはあってはならず、このような場合に対面診療でその必要性等の確認を行わず、オンライン診療のみで患者の状態を十分に評価せず処方を行う例。

ⅱ 勃起不全治療薬等の医薬品を、禁忌の確認を行うのに十分な情報が得られていないにもかかわらず、オンライン診療のみで処方する例。

「オンライン診療の適切な実施に関する指針」より抜粋

薬剤の配送を希望する患者には、薬が処方されたのち、かかりつけの薬局を医療機関に伝えてもらいます。診察後、患者が薬局に連絡するとオンラインによる服薬指導を受けられ、その後、薬が配送されます。

オンラインによる服薬指導

2018年に国家戦略特区で実証実験が始まったオンライン服薬指導は、2020年に大幅に条件が緩和され、全国で可能となり、身近なものになりました。
患者がオンライン服薬指導を希望した場合には、医療機関から薬局に直接FAX

などによって処方せんを送付し、その情報をもとに薬剤師は薬品を準備し、ビデオ電話で患者に服薬指導を実施します。

ただし、厚生労働省の通知によれば、「オンライン服薬指導は、薬剤師が、患者、服薬状況等に関する情報を得たうえで、情報通信機器を用いて服薬指導等を適切に行うことが可能と判断した場合に行う」もので、実施できない場合もあります。

この点については、オンライン診療時に、医師から患者に説明しておくことが望ましいと思います。

受け取りの確認が可能な郵送方法で患者宅に送付し、薬局から患者に電話し、薬品の受け取りを確認することで完結します（なお処方せんの原本は医療機関から薬局に郵送する必要があります）。

また、薬品の受け取りについては、当日配送を目指して、薬局から患者宅への薬品の配送にバイク便を活用している薬局もあります。

そのほか、将来のドローン配送の可能性にも期待が高まります（後述の「オンライン診療下での医療品のドローン配送」を参照）。

コロナウイルス感染症の拡大に際しての時限措置

コロナウイルス感染症の拡大に際して、「時限的・特例的」な措置が厚生労働省から発表されました（令和2年4月10日事務連絡）。

https://www.mhlw.go.jp/content/12404000/000620865.pdf

主な変更点を四つ紹介します。

①初診でのオンライン診療を受けられる。

②オンライン診療（ビデオ通話）と電話（音声通話のみ）で、どちらもほぼ同様に診療を受けられる。

③厚生労働省指定の研修を受けていない医師でもオンライン診療が実施できる（時限措置の終了後は研修修了が必須）。

④処方せんは医師から薬局へＦＡＸで送付し、患者はビデオ通話または電話通話などで薬剤師から服薬指導を受け、薬は郵送してもらえる。

この事務連絡を踏まえ、日本プライマリ・ケア連合学会では、「プライマリ・ケアにおけるオンライン診療ガイド「第四の診療形態」へと育てていくために」を発表しています。

https://www.pc-covid19.jp/files/guidance/online_guidance-1-1.pdf

特に「初診」「新患」「処方」などについて、日本プライマリ・ケア連合学会の考え方が述べられています。かかりつけ医としてオンライン診療を導入する際には、ぜひご一読いただきたい内容です。

オンライン診療下での医療品のドローン配送

2020年7月、北海道で国内初のドローンによる医薬品配達の実証実験が行われました。

これは北海道経済産業局がリードする官民合同プロジェクトで、ドローンの機体、システムはエアロセンスが、操縦はANAホールディングスが担い、調剤薬局を全国展開するアインホールディングスも参加しています。

実験は老人ホームに入居する患者が、旭川医科大学病院の医師のオンライン診療を受け、続けて薬剤師のオンライン服薬指導を受けるという想定で行われ、旭川市内のアイン薬局から500メートル離れた老人ホームまで、ドローンを使った薬剤の配送を行いました。

年齢や健康状態によって思うように外出がかなわない人の助けとなり、人口減によって公共交通インフラの維持が難しい地方の社会的課題を解決するべく、オンライン診療とドローン配送の活用が期待されます。

実際、オンラインで完結する診療を体験した方の話では「すごく便利」との声を多く聞くことができます。

Dtx〜デジタル治療の可能性

DTx（Digital Therapeutics／デジタル治療）とは、スマートフォンのアプリを用いて、生活習慣病（高血圧、糖尿病）、ニコチン依存症（禁煙外来）、精神神経疾患などの治療に活用する取り組みです。

米国で2020年に2型糖尿病患者向けの治療補助アプリがFDA（米国食品医薬品局）の認可を得たことで注目が集まり、日本では2020年6月にCureAppのニコチン依存症治療アプリが薬事承認されました。糖尿病領域については、アステラス製薬や医療機器メーカーのテルモが計画を発表しています。

禁煙を例にあげると、通院による治療では毎日病院に通うわけにはいかず、空白期間のモチベーション低下が懸念されてきました。そこでアプリを使用して日々の行動変容にアプローチすることで、禁煙治療の成功率を高めるというものです。

ＤＴｘ先進国の米国では、覚醒剤やコカイン、アルコールなどの依存症治療のためのアプリが実用化されており、ＡＤＨＤ（注意欠陥性多動性障害）の治療アプリも承認申請をされています。

今後、ＤＴｘが日本でも受け入れられ、オンライン診療の守備範囲を広げてくれることに期待が高まります。

会計

対面診療の場合

問診、検査、診断などののち、窓口で代金を支払います。

オンライン診療の場合

オンライン診療での支払いには、以下の二つの方法があります。

1. 診察終了時に決済

オンライン診療システムの多くは、診療前にクレジットカードを登録し、診察終了後に決済する方法を採用しています。

ほかにスマートフォンを利用した決済サービス（PayPay、LINE Pay など）の活用も可能です。

キャッシュレス決済に慣れている患者や、次回の来院予定が決まっていない患者に適しています。

2. 後日窓口で支払い

次回の来院時に窓口で決済する方法です。

近い時期に定期通院を予定している患者に適しています。

オンライン診療時の「即時決済」と「後日支払い」

オンライン診療の導入に際し、事務スタッフが最も気になるのが、会計ではないでしょうか。

自院へのオンライン診療の導入を判断するのは、理事長や院長などの医師であることが多いですが、支払い方法の選択では、実際に患者とやりとりや対応を行う事務スタッフの意見が重要となるでしょう。

先に述べた通り、オンライン診療の支払いには即時決済と後日支払いの二つの方法がありますが、導入医療機関の声を総合すると、この二つの方法にはあまり優劣はないように感じます。

なお、2020年11月にスタートしたLINEヘルスケアによるオンライン診療サービス「LINEドクター」アプリでは、LINE Payまたはクレジットカードで決済を行います。

このように大手のサービスが即時決済を前提としているため、今後は即時決済が多数派になると予想しています。

そのほか、具体的に即時決済と後日支払いのそれぞれのメリットについては、以下があげられます。

即時決済のメリット

①確実な集金
②窓口スタッフへの申し送りが不要
③キャッシュレス化のきっかけになる

後日支払のメリット

①クレジットカードを持たない方にも対応
②手数料などのコストがかからない
③費用明細の質問に対応しやすい

後日支払いについては、「対面診療で来院時にオンライン診療の分も支払うことになると、数回分をまとめて支払うことになるので、窓口での一回の支払いが増えて、割高感がでないだろうか」と気にする声を耳にしました。

そういった場合、支払いの際に「今回の受診が○○円で、オンライン診療分が○○円です」などと内訳を簡単に説明することで、納得してもらえるようです。

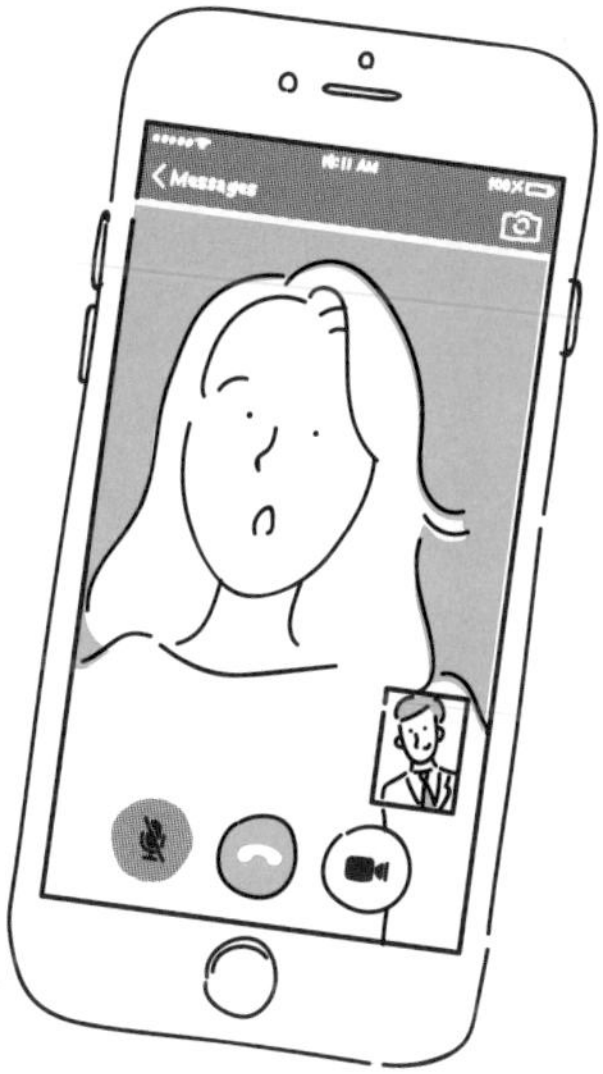

COLUMN

それは診療？ 健康相談？

友人や親戚から「ねぇねぇ、ちょっと聞きたいのだけれど……」と、健康状態について相談を受けたことや、どの診療科を受診すべきか、またどこの病院が評判がよいか聞かれたことはありますか。

医師だけでなく、看護師、薬剤師のほか、メディカルスタッフの皆様も一度はそんな経験があるかと思います。

そんなとき、私は何気ない相談でも、自分の知識の範囲や、責任の範囲を考えながら、それなりに神経を使って答えていますが、「言い過ぎないように、でも親切に」というバランスは難しいものです。

「話を聞いて安心したよ」とか「参考になりました」といってもらえるのはうれしいのですが、気づくと10分以上も相談にのっており、「これって診療だなぁ」と思うこともあります。

特に医師の場合、対面診療では「病院に来て、受診の手続きをして、診察を受ける」という流れがあり、診療行為であるという意識が、自然と高まります。

では、オンライン診療では、どうでしょうか。

厚生労働省「オンライン診療の適切な実施に関する指針」の作成の過程では、「健康相談」と「診療行為」の境界について議論になり、今回のガイドラインは「相談者の個別的な状態を踏まえた疾患のり患可能性の提示・診断等の医学的判断を伴わない行為」を「遠隔健康相談」と定義しました。

医師が普段行う、「症状を詳しく問診」→「鑑別診断をあげていく」→「さらに問診、身体所見から診断を絞り込む」という流れは「オンライン診療（または受診勧奨）」に該当します。

患者が医師に相談するときには、『医学的な知識を持つ人』に『自身の状態に合わせた答え』を求めていることが多いと思います。高いレベルの患者ニーズに応えることは、診療行為と意識しましょう。

CHAPTER 3

オンライン診療の始め方

CHAPTER 3

オンライン診療の始め方

導入を決める前に

実際に導入を決める前に、本当にオンライン診療が必要かどうかを考えてみましょう。

どのように活用し、だれがオンライン診療を利用するかをしっかり思い描いてみる必要があります。

1. 活用法をイメージ

まずは普段の対面診療をベースに、オンライン診療の活用法をイメージします。

例えば、対面診療を行った後のフォローアップとして面談、指導をする際にオンライン診療を用いる「フォローアップ混合型」については、すべての診療科、領域で活用することができます。

2. 対象患者をイメージ

活用法をイメージすると同時に、対象となる患者をイメージします。

具体的には、通院の負担を軽減するという観点から、「通院の間隔が空いてしまいがちであり、定期処方薬が切れてから受診する方」「もう少し長めにお薬もらえませんかと言う方」「診療終了間際に、慌てた様子で受診する方」などを思い出してみましょう。

対象となる患者をデータベースを用いて抽出する方法もあります。データベースから、疾患名、年齢で対象を決めてスクリーニングし、定期処方が切れている方を確認します。

例えば、病名を「高血圧」、年齢を40～50代と指定し、直近三回の受診日をエクスポートします。抽出されたデータのなかから、「受診間隔が長いケース」「受信間隔が一定でないケース」のカルテ記載を確認することができます（図）。

こういった「受診間隔が長いケース」や「受診間隔が一定でないケース」では、多忙などの理由により来院による診療に不都合が生じていることが考えられ、オンライン診療に適している可能性があります。

このようにしてデータベースを利用して抽出を行うことで、自分の施設内でオンライン診療を希望しそうな患者を見つけることができ、自分の施設において、オンライン診療に対して具体的にどの程度のニーズがあるのか、イメージがしやすくなります。

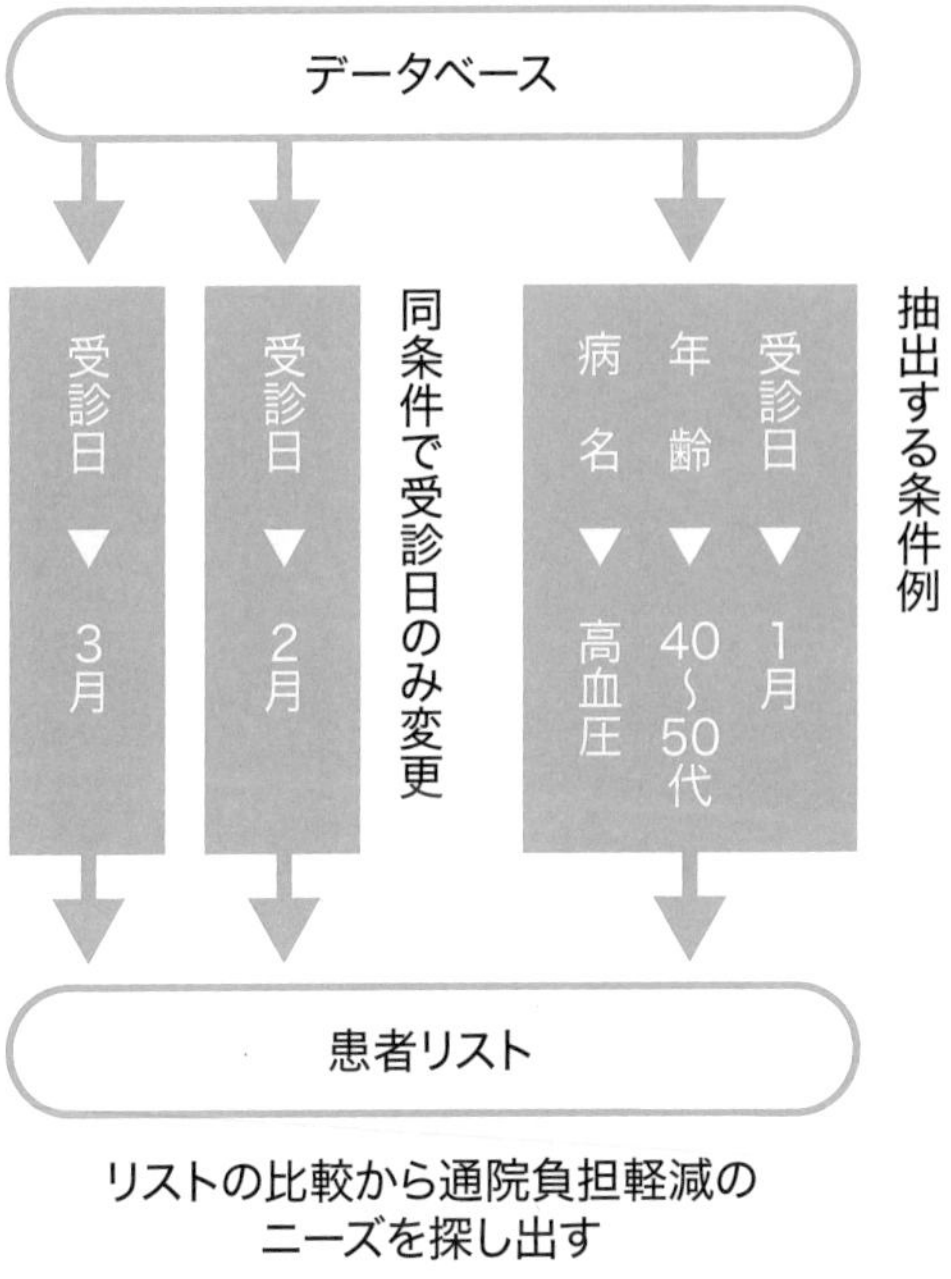

図　データベースを用いた抽出例

3. シミュレーション

まず医師自身が、どの時間帯に何名程度のオンライン診療を行うかをシミュレーションします。

夜間診療、休日診療のニーズは高いですが、医師自身のタイムスケジュールと照らし合わせて判断しましょう。

4. 導入システム選定

オンライン診療で用いるシステムを選びましょう（「CHAPTER 4　通信システムの選び方」参照）。

有料のシステムを導入する場合は、事前にデモでの使用感を確かめるとよいでしょう。

導入を決めたら

1. スタッフ教育

医療事務スタッフ、メディカルスタッフに、オンライン診療に関する研修の機会を設けましょう。本書を一読していただければ、全容がつかめます。

2. 患者へのお知らせ

オンライン診療を始めたことを患者にお知らせする方法には、大きく分けて二種類があります。

①オープン（ホームページへの掲載、待合室への掲示など）／広くオンライン診療の存在をお知らせする方法です。

なお、厚生労働省のサイトからオンライン診療を紹介するチラシ（図）をダウンロードすること

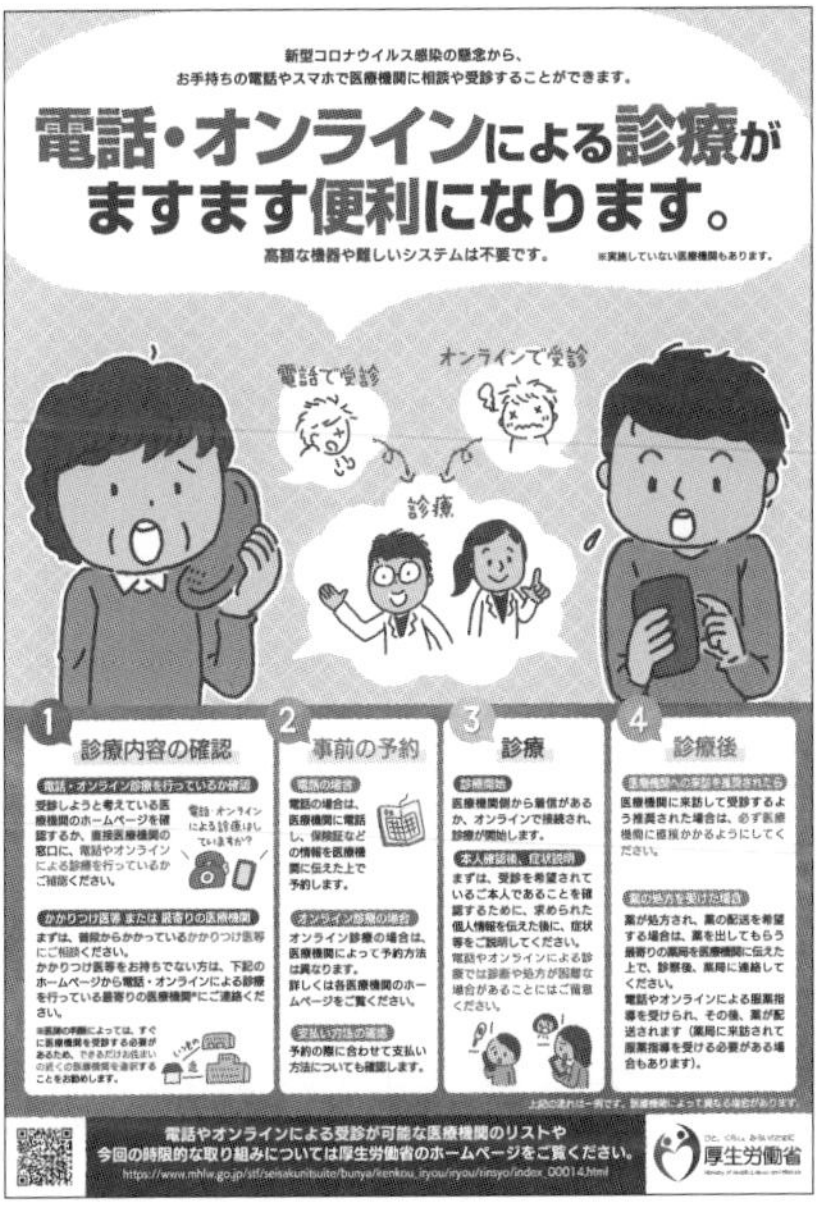
新型コロナウイルス感染の懸念から、
お手持ちの電話やスマホで医療機関に相談や受診することができます。
電話・オンラインによる診療がますます便利になります。
高額な機器や難しいシステムは不要です。
※実施していない医療機関もあります。
電話で受診
オンラインで受診
診療
1 診療内容の確認
電話・オンライン診療を行っているか確認
受診しようと考えている医療機関のホームページを確認するか、直接医療機関の窓口に、電話やオンラインによる診療を行っているかご確認ください。
電話・オンラインによる診療はしていますか？
かかりつけ医等 または 最寄りの医療機関
まずは、普段からかかっているかかりつけ医等にご相談ください。
かかりつけ医等をお持ちでない方は、下記のホームページから電話・オンラインによる診療を行っている最寄りの医療機関*にご連絡ください。
2 事前の予約
電話の場合は、医療機関に電話し、保険証などの情報を医療機関に伝えた上で予約します。

オンライン診療の場合
オンライン診療の場合は、医療機関によって予約方法は異なります。

詳しくは各医療機関のホームページをご覧ください。

予約の際に合わせて支払い方法についても確認します。
3 診療
医療機関側から着信があるか、オンラインで接続され、診療が開始します。
本人確認後、症状説明
まずは、受診を希望されているご本人であることを確認するために、求められた個人情報を伝えた後に、症状等をご説明してください。
電話やオンラインによる診療では診断や処方が困難な場合があることにはご留意ください。
4 診療後
医療機関に来訪して受診するよう推奨された場合は、必ず医療機関に直接かかるようにしてください。

薬が処方され、薬の配送を希望する場合は、薬を出してもらう最寄りの薬局を医療機関に伝えた上で、診察後、薬局に連絡してください。

電話やオンラインによる服薬指導を受けられ、その後、薬が配送されます（薬局に来訪されて服薬指導を受ける必要がある場合もあります）。

電話やオンラインによる受診が可能な医療機関のリストや
今回の時限的な取り組みについては厚生労働省のホームページをご覧ください。

厚生労働省

図　厚生労働省のオンライン診療広報チラシ

https://www.mhlw.go.jp/content/000621727.pdf

ができます。

②ダイレクト（対象の患者の診察時に直接）

オンライン診療の候補となる患者に、診察時に直接ご案内する方法です。

医師が外来中に、一からオンライン診療について説明するのは難しいと思われます。

そのため、「ダイレクト」の場合には、

A. パンフレットの用意

B. オンライン診療担当スタッフからの説明

のどちらかの方法をとるのがよいでしょう。

3. 診療計画と同意

オンライン診療を開始する場合は、ガイドラインに基づいた診療計画を作成し、患者の同意を得ます。

診療計画の記入例と、同意書の例を示します。

オンライン診療 患者様へのご案内

オンライン診療とは、情報通信機器を通して、患者様の診察および診断を行い、診断結果の伝達や処方などの診療行為を、リアルタイムに行う行為です。

「オンライン診療の適切な実施に関する指針」が厚生労働省より発表されており、インターネットで閲覧できます。

この指針のうち、「オンライン診療の実施に当たっての基本理念」については、医師のみならず、患者様も理解していただく必要がありますので、下記に抜粋いたします。

オンライン診療は、

①患者の日常生活の情報も得ることにより、医療の質のさらなる向上に結び付けていくこと

②医療を必要とする患者に対して、医療に対するアクセシビリティ（アクセスの容易性）を確保し、よりよい医療を得られる機会を増やすこと

③患者が治療に能動的に参画することにより、治療の効果を最大化することを目的として行われるべきものである

こうした基本理念は、医療法第1条の「医療を受ける者の利益の保護及び良質かつ適切な医療を効率的に提供する体制の確保を図り、もつて国民の健康の保持に寄与すること」に資するものである。

「オンライン診療の適切な実施に関する指針」より抜粋

オンライン診療においては、対面診療に比べて、患者様の心身の状態に関する情報が限定されることや、ただちに処置に移れないなどの、限界があります。そのため、オンライン診療の実施の都度、可否を判断します。場合によってはオンライン診療を中止し、対面診療をお願いする場合がある点をご理解ください。

費用と支払方法

一回の診察あたり○○~○○円がかかります。
また通信にかかる費用は患者様の負担となります。

支払い方法は
①キャッシュレス決済・クレジットカードによる決済

or
②後日窓口支払い

【診療計画の記入例】
①診療内容
疾　病　名…高血圧
治療内容…生活習慣への助言、処方

②頻度やタイミング
対面診療とオンライン診療を月一回ずつ、交互に行う予定です。

③診療時間について
予約制です。受付でご案内します。
定期的な受診のため、現在の診療の曜日、時間と、できるだけ揃えましょう。

④オンライン診療の方法

スマートフォンまたはタブレットとともに、オンライン診療システム〇〇を利用します。

⑤オンライン診療を行わないと判断する条件

体調、病状が不安定な場合
通信環境の障害
その他、医師がオンライン診療実施不可と判断する場合、対面診療に切り替える場合があります。

⑥急病、急変時の対応

お電話でご連絡ください（TEL ×××-××××-××××）。

病状によっては、救急病院の受診（〇〇病院救急センター TEL ×××-××××-××××）をお願いする場合があります。

⑦複数の医師がオンライン診療を実施する予定の有無

通常はＡ医師が対応しますが、急な勤務変更の場合には、Ｂ医師が対応する場合があります。

⑧情報漏えいのリスクを踏まえて、セキュリティリスクに関する責任の範囲

医療機関、システム会社、患者様の責任の範囲については診療システム〇〇利用規約に従います。

患者様の要因（誤操作、受診場所での漏えい）によるリスクについては、患者様の責任となりますのでご注意ください。

⑨診療計画のおよぶ期間

開始日（説明実施日）　〇〇年　〇月　〇日
終了日　〇〇年　〇月　〇日

説明医師　〇〇　〇〇

成功のコツは？

オンライン診療は、まだ制度がスタートしたばかりですが、すでにうまくいっているクリニックもあります。私が感じた成功のコツをご紹介します。

1. 医師以外のスタッフが、オンライン診療に協力的である

説明会を開いた際、医師以外の方の参加や質問が多いのが、成功しているクリニックの特徴です。

これから導入される医療機関には、医師以外に「オンライン診療担当スタッフ」を決めることをおすすめします（事務担当者または看護スタッフから一名）。

2. 専門領域で導入する

医師自身が、特に力を入れている領域でオンライン診療を導入したクリニックは、うまくいっています。医師自身が自信を持っている領域内でオンライン機能を活用することにより、さらに診療の幅が広がっているように感じられます。対象患者や処方のパターンが一定なので、事務スタッフへの周知もうまくいきやすいようです。

3. 自由診療で導入する

オンライン診療は、医療費削減のツールとして期待されており、保険診療での導入は医療機関の減収要因となり得ます。そのため、オンライン診療導入の判断の際に、頭を悩ませている方が多く見受けられます。

その点、自由診療では、「患者さんの通院負担を軽減するメリット」のＰＲがうまく行われています。そのため、まずは自由診療で導入してみてはいかがでしょうか。

今後の制度変更やノウハウの蓄積で、成功のコツが増えていくことを期待します。

個人情報の取り扱い

オンライン診療を進めていくうえで個人情報の取り扱いには注意が必要であり、ガイドライン作成の場でも、たびたび議論されています。

オンライン診療において個人情報を扱ううえで注意しておきたいポイントとして、①医師－患者間でのオンライン診療の場合、②医師－医師間で患者情報をオンラインでやりとりする場合の二つに分けて考えてみます。

1．医師－患者間でのオンライン診療の場合

まず基本的なことですが、オンライン診療を行う空間は、外部に声が聞こえない場所である必要があります。もし看護師などのメディカルスタッフの同席がある場合には、診療に入る前にそれを説明する必要があります。同様に、患者側にも同席者がい

る場合には、その方との関係性（診療上のやりとりを聞かれてもよいのかどうか）を確認する必要があります。

また、オンライン診療の終了後は、医療者側の端末内には個人情報は残さないことが重要です。

2. 医師－医師間で患者情報をオンラインでやりとりする場合

Tele-ICU（99ページ参照）など、遠隔での医療支援を想定した個人情報の取り扱いについては、制度が未整備となっています。

現状は、それぞれの施設の基準で本人の同意を得ているが、意識状態などで本人の同意を得るのが不可能な場合の情報の取り扱いについては、制度が未整備です。

ＩＣＵへの入室や、転院搬送は急を要す場面が多いため、一定の条件下には事後の説明、承諾も可能となる案を支持したいと思います。

COLUMN

Tele-ICUの取り組み

医学部を卒業すると、初期研修医（二年）、後期研修医（おおむね三年）として、指導医とともに診療を行います。専門医試験をクリアして六年目あたりから独り立ちしていき、その後はそれぞれの興味や必要性に応じて、さらにスキルアップを継続していくことになります。

「自身でどこまでできるか」は、スキルアップの目標ですが、IT、AIの活用が進み、リアルタイムの問題解決に役立つようになれば、「どのようにサポートを得るか」も無視できない「スキル」となります。

海外の取り組みでは、ICUにおける遠隔医療について、各病院のICU患者の状況をセンターのICU専門医が監視し、助言する方法の導入がすすんでいます。それにより病院間転送が減少するという報告（2018年）や、ICU死亡率、入院中死亡率を減少させる報告（2018年）がありました。

日本でも遠隔から24時間体制で生体情報（心電図、X線、採血データなど）を監視し、予後の改善を目指す「Tele-ICU」の必要性が叫ばれ、厚生労働省による「医療分野の生産性向上及び働き方改革の推進」の一施策として、「Tele-ICU 体制整備促進事業」がスタートしています。

医師個人の「熟練の技」や「深い思考」は今後も重要であり続けると思います。そこに遠隔医療が取り入れられ、「医師の守備範囲拡大」や「エラーの減少」に役立つ事例は、今後も増加していくでしょう。

Fortis S, et al. ICU Telemedicine Reduces Interhospital ICU Transfers in the Veterans Health Administration. Chest 154 : 69–76, 2018
Chen J, et al. Clinical and Economic Outcomes of Telemedicine Programs in the Intensive Care Unit : A Systematic Review and Meta-Analysis. J Intensive Care Med 33 : 383–393, 2018

CHAPTER 4

通信システムの選び方

CHAPTER 4

通信システムの選び方

オンライン診療で用いられる通信システムは、
①すでにビデオ電話として用いられているもの（汎用ビデオ電話）
②オンライン診療専用のシステム
の二つがあり、いずれの利用もガイドラインで認められています。

セキュリティについては、いずれの通信システムを選ぶ場合でも、診療側がリスクを把握する努力が必要です。

汎用ビデオ電話サービス利用での注意点

LINE、Skype、Zoomなどといった汎用ビデオ電話サービスを利用してのオンライン診療は、条件付きで認められています。

以下に汎用ビデオ電話サービスを使用した場合のガイドラインを抜粋します。

医師は汎用ビデオ電話サービス等の利用にあたり、当該サービス等のセキュリティやプライバシーに関する規約等を確認し、セキュリティ対策の内容、セキュリティ事案や損害発生時の責任の所在、データ保存の有無や保存内容等について理解し、患者と合意の上で使用する必要があることに留意する。

「オンライン診療の適切な実施に関する指針」より抜粋

具体的に汎用ビデオ電話サービスを利用したオンライン診療を行う際は、診療計画（CHAPTER 3「3．診療計画と同意」88ページ参照）にある「情報漏えいのリスクを踏まえて、セキュリティリスクに関する責任の範囲」の項の次の①～③について説明し、同意を得る必要があります。

①無料サービスのため原則としてトラブル時のサポートがないこと

②海外サーバを利用した場合、トラブル時に国内の法制度、規制で対応できない懸念があること

③セキュリティ、プライバシーに関する規約は、患者自身でも確認する必要があること

また、ガイドラインでは触れられていませんが、グループ通話機能がある場合、医療機関側の誤操作があれば「医師と患者の会話を、第三者が（リアルタイムに）聞く状況」となります。

オンライン診療専用システム

オンライン診療専用システムは有料サービスであることが多いですが、サポート体

制、セキュリティリスクへの備えなどが充実しています。利用件数や決済方法に応じて、コストが変わるシステムもあるため、導入後のイメージを明確にしてから、システムを選択するとよいでしょう。キャンペーンなどにより変更があるため、最新の料金プラン（初期費用、月額利用料、一件当たりの手数料）を確認してください。

続いて、代表的なオンライン診療サービスを紹介します。

オンライン診療

「LINEドクター」　LINEヘルスケア

LINEヘルスケアは2020年12月、首都圏の一部医療機関でオンライン診療サービス「LINEドクター」の先行提供を開始しました。

月間利用者が8,600万人というコミュニケーションアプリ「LINE」ユーザーが、病院・診療所の検索・予約から実際の診察・決済までをLINE上で完結できます。サービス内容を改善しながらの全国展開が予定されています。

LINEアカウント（個人）の商用利用は、原則として規約違反となるため、LINEを用いてオンライン診療をする場合は、LINEドクターを利用する必要があります。

なお、2020年12月のサービス開始時点では、決済手数料（LINE Payまたはクレジットカード）以外の費用負担は、医療機関、患者ともにありません。

https://line.me/ja/

オンライン診療

「Door.（ドアー）」MRT

「日本最大級の医師ネットワークにつながるアプリ」として、注目される新しいオンライン診療のサービスです。2020年12月にリリースされ、オンライン診療の本格運用が予定されています。

なお、2020年12月現在、医療機関、患者の費用負担は未発表となっています。

https://medoor.com/

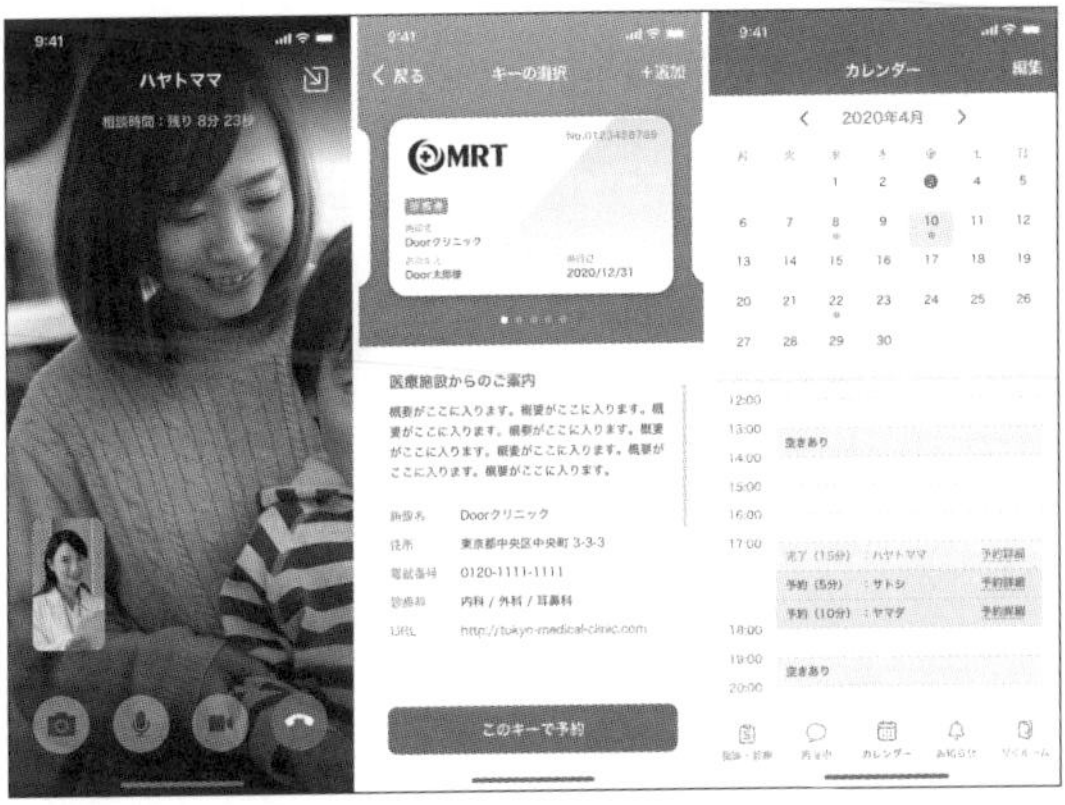

画像提供：MRT

「オンライン診療ポケットドクター」 MRT

スマートフォンやタブレットなどを利用してオンライン診療を行えるアプリサービスです。予約機能やクレジットカードなど、診療に必要な機能がアプリ内にそろっています。また、オンラインでの診療後、患者へ直接処方せんや薬の郵送、薬剤師による服薬指導を行うことが可能です。

そのほか、スマートフォンと連携した血圧計、体組成計、体温計などのヘルスケア機器から取得したデータを医療機関に転送し、情報を共有することができます。

https://www.pocketdoctor.jp

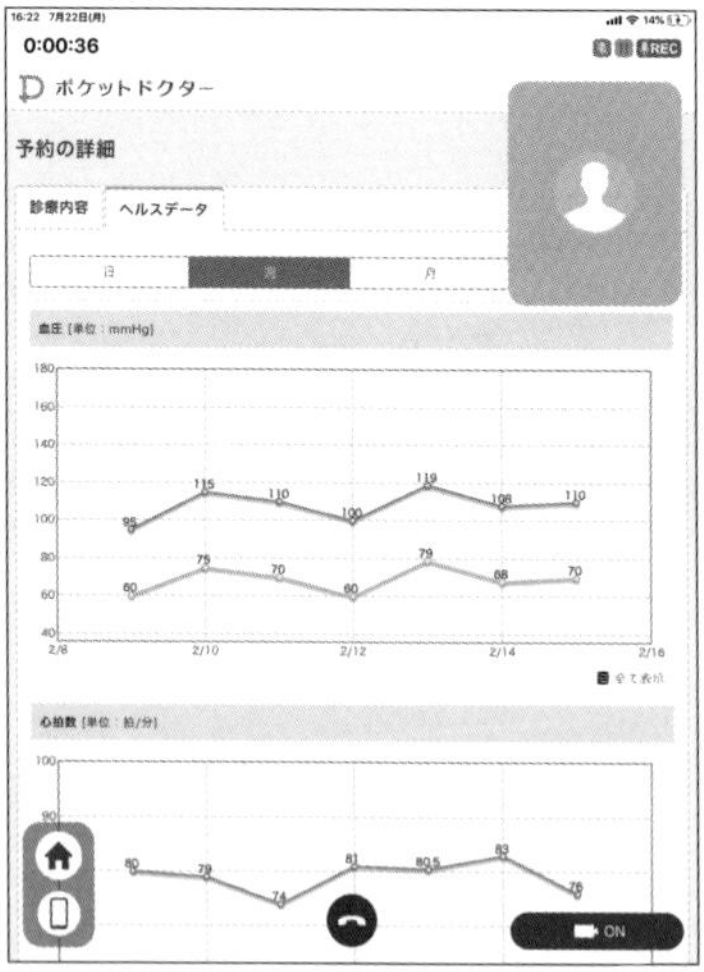

ヘルスデータの閲覧画面

オンライン診療

「CLINICS（クリニクス）」メドレー

オンライン通院支援サービスです。クラウド型電子カルテ「CLINICSカルテ」とシームレスに連動しています。それにより、電子カルテ上から患者のアプリとつながることができるので、通院診療でもオンライン診療でも変わらない対応が可能です。

また、情報セキュリティ水準や管理体制は国際標準規格に適合したものと認められている点も安心材料の一つとなっています。

https://clinics-cloud.com/

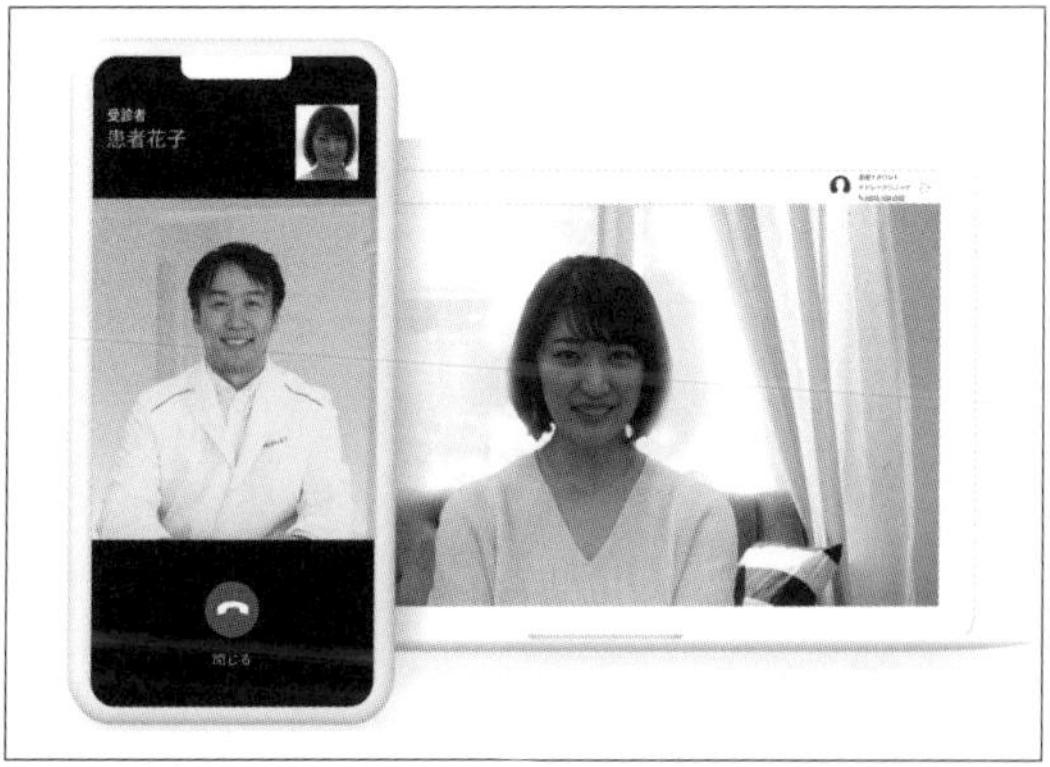

画像提供：メドレー

COLUMN

海外のオンライン診療　中国

オンライン診療の利用が早くから進んでいる、中国の事情と、コロナウイルス感染症流行下でどのような変化があったかをご紹介します。

中国におけるオンライン診療は2015年に地方、農村で解禁され、2018年全国的に解禁されました。なお、日本ではチャットのみのやりとりはオンライン診療と認められていませんが、中国では認められているという制度上の違いがあります。

中国で最も有名なオンライン診療サービスは、平安好医生（Ping An Good Doctor　以下、平安GD）です。ユーザーは三億人といいますから、驚くべき浸透ぶりです。アプリから問診に答え、表示された医師リストのなかから専門分野の紹介や評価を参考に医師を決め、チャットなどでやりとりします。処方薬の配送まで手がけており、診察のみの代金であれば、数百円、

20～30分程度で完結します。

コロナウイルス感染症流行の際には、従来は自費診療であったオンライン診療の一部（慢性疾患のオンライン再診など）が、保険診療として認められました。

もともと中国では、いい医療を受けるためには自費診療が必要という認識を持つ人が多く、平安ＧＤは保険適用になる前から利用者の支持を獲得していました。また、オンライン診療に限らず、オフラインでの病院との提携、親会社である保険会社とのシナジーも視野に入れた事業展開をしているため、オンライン診療単独でサービスを提供する会社とは一線を画するスケールサイズがあります。

保険診療への依存度が高い日本と背景は異なりますが、一歩先を行く中国の様子は、オンライン診療の浸透に必要な条件を教えてくれます。

CHAPTER 5

オンライン診療のこれから

CHAPTER 5

オンライン診療のこれから

オンライン診療の導入で期待される可能性と課題

オンライン診療が一般的となれば、さまざまなサービスの提供が可能となるでしょう。

各種企業や学校などとの提携をはじめ、オンライン診療がもたらすであろう今後の展開と可能性について紹介していきます。

介護離職、待ったなし

オンライン診療に期待されることはさまざまありますが、現段階で早急に期待されるのは、「通院困難」な方や、「介護離職」を考えている方の助けになることです。

在宅医療も進んでいますが、「昔から通いなれた整形外科に行きたい」「白内障の手術をした眼科で、眼の調子をみてほしい」というニーズは高くあります。両親、祖父母が一人で通院することが困難と判断された場合、付添いの方がサポートをすることになります。昨今ではさまざまな介護サービスが始まってはいますが、家族の誰かが予定を空けて付き添うことも多くあります。

「次の受診、誰が連れて行く？ 仕事休めそう？」「ちょっとこのまま正社員で働くのは無理かな」などといった家族や周囲の方の負担軽減に、オンライン診療は役立ちます。

診療のなかで、患者から「長めにお薬もらえますか?」と聞かれる場合や、付添いの方が毎回変わるなどといった場合、通院に対してなんらかのサポートを求めているサインかもしれません。

妊婦健診とオンライン診療
～コロナウイルス感染症流行下での役割

オンライン診療のわかりやすい特徴として、オンライン上のやりとりのみで完結するため、直接、人と会う必要がない点があげられます。

2020年のコロナウイルス感染症の流行下では、「来院を控える」という課題に、医療者、患者の双方が取り組むことになりました。定期通院の外来を電話診療、オンライン診療で代替し、予定手術の多くが延期になりました。

そのなかで、私にとって最も印象的だったのは、妊婦健診をオンライン診療で実施する北海道大学の臨時的な取り組みでした。私は小児科医として、新生児健診や乳児健診が「来院を控えるべきこと」に相当するかどうか悩んでいましたが、この取り組みを知り、来院を控えてもらう方針を決めました。

オンラインで使用可能なモバイル型の胎児モニタ「分娩監視装置 iCTG」（メロディ・インターナショナル）を使い、妊婦が自宅で装置を取り付け、胎児心拍と陣痛を計測し、オンライン診療で医師が確認するという仕組みです。手のひらサイズの扱いやすい機器で、取り付け方は YouTube の動画でわかりやすく解説され、妊婦が自分で取り付けることができます。

妊婦を院内感染から守り、胎児の状態と観察も可能にする、素晴らしい取り組みだと思いました。

この取り組みは、産婦人科医がいない摩周厚生病院（北海道弟子屈町）での周産期遠隔医療システムの試みにもいかされています。

また、メロディ・インターナショナルの製品は、タイやブータンといった海外でも導入され、今後はアジアだけではなく、中東の医療機関などでの貢献も期待されます。

このように妊婦健診もオンライン診療が活用できます。

一見、オンライン診療が不可能に思える領域でも、オンライン診療が役立つ可能性があります。開発中のデバイスについて情報収集し、運用方法を工夫していきましょう。

乳がんとオンライン診療

メンタルケアの観点でもオンライン診療の可能性が見えてきます。

プライベートで初対面の医師に会う機会があると、「私は、小児科の仕事以外に、オンライン診療のコンサルティングをしています。こんなシーンで使えたらいいな、というアイデアがあったら、ぜひ聞かせてください」と、話しかけています。

あるとき、乳腺外科の先生から、次のような話を伺いました。

「乳がんの患者さんで、オンライン診療を使えたらな、と思うシーンがあります。乳腺外科領域では、外来でがんであることを告知するシーン、また、術後にリンパ節への転移を告知するシーンなどがあり、精神的なショック、女性として抱える苦悩に対して、乳腺外科医の自分に何かできないか、と課題に感じていました。

ご家族に乳がんであることを打ち明けられず、一人で抱え込んでしまう方も多くいらっしゃいます。次の外来にお越しにならず、問い合わせてみると、ご家族の方から『前回の受診後、気分がすぐれず、家から出かけられなくなりました』と聞くケースもあります。

精神的なサポートが必要なのは乳がんに限った話ではありませんが、乳がん特有のデリケートな部分に配慮したいなと思っています。

告知後、次回受診までに一度、体調、精神面の受け止め方の確認などをオンライン上で行うことも、診療の質を高めるうえでの有力なツールと感じました」

医師が日々の診療のなかで感じる課題。

その解決にオンライン診療が役立ち、患者が前向きに治療に取り組むことができたら、とても意義深いことです。

学校の現場で

コロナウイルス感染症流行後の学校再開にあたり、マスクの着用、教室の換気など、さまざまな対策がなされました。

その取り組みの一つとして、茨城県つくば市、つくばみらい市では、小中学生とその家族を対象に、アプリを用いた「毎日の検温」と、「遠隔医療健康相談」を組み合わせた仕組みが導入されました。

毎日の体調、体温をアプリに登録することができ、遠隔医療健康相談では、利用者が症状についてチャットボットを利用して入力していくと、医師から症状に応じた対処法の回答が届きます。オンライン診療ではないため、病名の診断と薬の処方はできませんが、受診の目安や、市販薬を用いた対処法を知ることができます。

アプリを活用することで、家庭での体調管理、登校判断の質を高めることができるでしょう。保育園、幼稚園といった乳幼児の教育現場や、高校、大学などの高等教育の現場でも、登園前、登校前の体調チェックが取り組まれています。

今後の期待として、医療機器との連携、受診の緊急度をお知らせする機能、登校（登園）許可証の機能などができれば、家庭〜教育現場〜医療機関の連携が深まり、感染症対策に、さらに役立つと思います。

環境を整えるということ～5G、４Kの実力

では、オンライン診療は現在どのような状況にあるのでしょうか。

オンライン診療において、画質、音声、タイムラグなど、通信環境によって診療の質は大きく変わります。ここでは画質に焦点を当てて、高速・高画質の通信を可能にする第5世代移動通信システム（5G）、４K解像度（４K）の実力をお伝えしたいと思います。

5G、４Kを用いた遠隔診療は、和歌山県立医科大学、徳島県などで取り組みがすすんでいます。より具体的には、皮膚科での診療（尋常性乾癬、接触皮膚炎、頭部皮膚炎）、糖尿病内科での皮膚病変、フットケア、消化器内科の内視鏡画像、循環器内科の心臓超音波画像などが取り組まれており、「思っていたよりも鮮明」「一般的な

診療としては十分に判断材料になる」と評価されています。

現在の環境下（3G、4G）ではスマートフォン〜スマートフォン間のやりとりで、動画では詳細な皮疹の評価はしにくいという声もあり、そのような場合には静止画でのやりとりの併用を提案しています。

安定した5G、4Kのインフラが整備されれば、診療の質は格段によくなりそうです。

オンライン手術の実現はいつ？

それでは、実際にいつ頃オンライン手術は可能になるのでしょうか。

実はすでに2019年に中国で、5G通信を用いた遠隔手術が行われ、成功しました。50キロメートル離れた場所からロボットアームを動かし、手術対象の豚に対する肝小葉切除術を実施しました。

日本国内でも２０１９年に遠隔手術に関して議論が始まり、現在は、各学会がガイドラインを作成しています。その一つ、日本外科学会、日本内視鏡外科学会、日本ロボット外科学会の三学会と総務省、厚生労働省、経済産業省が参加したプロジェクトが動き出しており、国産メーカーの手術ロボットを用いて動物を対象としたトライアルを目指しています。

トラブルや緊急事態に備えて、患者側の医療機関に手術を遂行できる医師がいることを前提に、手術の一部を遠隔から、より熟練した医師が交代して支援するという仕組みです。

ここでも５Ｇの安定した通信が課題となっており、それさえ整えば、動物を対象とした手術の実施が可能となり、症例のエビデンスが蓄積されます。

こういったオンライン手術が実現すれば、患者にとっては、大都市に行かなくても、難しい手術に対応してもらえるという大きなメリットがあります。

日本国内での人間に対する実用化は、自動車の完全自動運転の実用化と同じくらいの2025年頃になると私は予想しています。

オンライン手術の実現に向けた、産業界、医療界の技術革新に期待したいところです。

スマート治療室〜大容量の手術情報を5Gでつなげる

スマート治療室（図、Smart Cyber Operating Theater 以下SCOT）とは、五つの大学（東京女子医科大学、信州大学、広島大学、東北大学、鳥取大学）と企業群が連携して取り組む、IoTを活用した手術室内医療機器の接続と手術室外連携を可能にする手術室です。

今まではスタッフそれぞれが別々に管理していた情報の共有を可能にし、統合情報を5Gでつなぐことで、遠方でも遅滞なく鮮明に確認できることを目指します。遠方にいる熟練した医師から指示を送ることにより、高い医療技術が患者に提供されます。また、機器操作ミスの防止や機器故障の未然検知など、安全性の向上にもつながります。

具体的には、
①患者をリアルタイムでモニタリングするもの（呼吸、心拍、体温など）
②患部の状態を診断するもの（顕微鏡、MRI、超音波など）
③治療を行うもの（電気メス）
④術野のリアルタイム動画
の遅滞のない共有が試みられています。

2019年11月に広島大学で行われた実証実験では、一部通信が不鮮明になるなど課題もみられ、5Gの「安定した」通信環境が必要なことが実感されたそうです。

２０２０年現在、携帯電話も５Ｇが導入されていますが、医療で用いられる水準の５Ｇが全国に整っているわけではありません。ＳＣＯＴの高度なシステムを使いこなす人材育成とインフラ整備がスマート治療室の両輪となり、革新が進んでいくことでしょう。

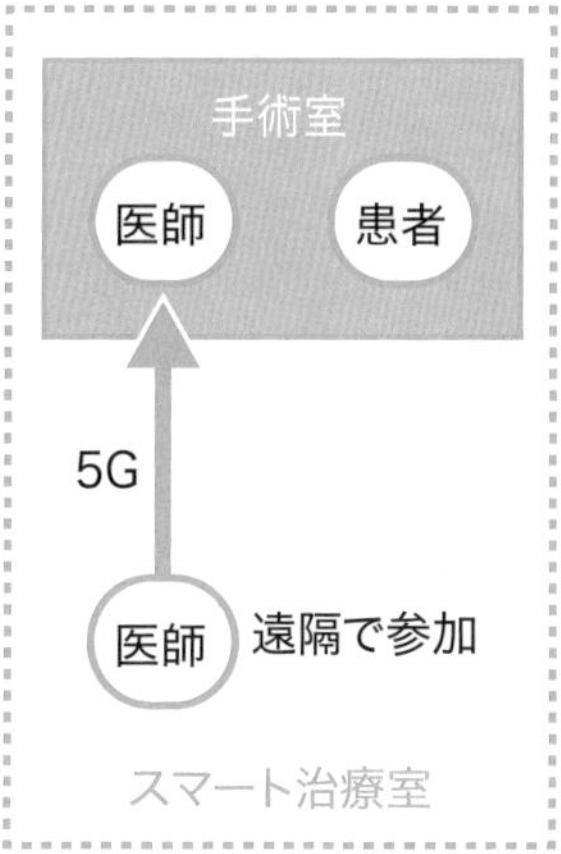

図　スマート治療室

COLUMN

「お子さんに熱があるので、迎えに来てください！」

「人口減社会」「女性の社会進出」「子育て支援」「待機児童」など、切り口によってさまざまな呼び方がありますが、「子どもが健やかに育つ環境づくり」は、自治体、企業、地域のつながり、家族を横断する課題です。

小児科医として出番があるのは、「アクシデント発生時の支援」です。時間外を含む小児科の外来診療や、病児保育の整備などでの支援をすすめていますが、アクセスの改善に、オンライン診療が役立つのではないかと思っています。

「救急受診の前に相談」「登園時の保育園での体調チェックの相談」などは実践例もありますが、私が取り組んでいるのは、「熱があるので迎えに来てください！」への対応です。

現状

保育園から職場に電話
保育園「お子さんに熱があるので、すぐ迎えに来てください」
保護者「わかりました」

職場にて、上司に
保護者「子供が熱を出してしまったので、すぐ行かなきゃいけません」
上司「わかりました。お大事に。明日の予定がわかったら、連絡してくださいね」
保護者「はい、すみません」

子どもは風邪をひきやすいものです。急な発熱や体調不良が発生した場合には、仕事が忙しくとも迎えに行かなければなりません。

そういった場合に、こんな仕組みはどうでしょうか。

提案

保育園から、職場に電話
保育園「お子さんに熱があるので、すぐ迎えに来てください」
保護者「かかりつけ医、病児保育の連携サービスを利用します」
保育園「わかりました」

保育園から小児科へテレビ電話にてオンライン診療
保育園「連携サービスの申し込みがありました」
小児科「今の状態と、症状を教えてください。テレビ電話で表情も観察します」
保育園「熱以外の症状はありません。意識や食事も大丈夫です」
小児科「病児保育へ移動してください。後ほど診察にうかがいますので、それまでは個室隔離してください」

現在の制度では実現できない部分があるなど課題は多くありますが、改善しながら、一歩踏み込んだ子育て支援を行っていきたいと思っています。

CHAPTER 6

オンライン診療Q&A

CHAPTER 6

オンライン診療Q＆A

医師・メディカルスタッフのためのQ＆A

Q1．オンライン診療はどの時間帯にやればいい？

オンライン診療に関するセミナーに参加された方々にお話を伺った範囲では、対面診療と同じ診察時間内に行っている方が多いです。その理由としては、詳しい診察や検査のためオンライン診療中に来院を促す可能性に備えるためです。

オンライン診療は、対面診療と同じ手間がかかるだけではなく、「対面診療を行うよりもエネルギーを使う」という意見も多く、休日や休憩時間にオンライン診療の予約を詰め込むことは、あまりおすすめできません。

Q２．ＬＩＮＥやＳｋｙｐｅでもできる？

利用できます。
詳しくは「CHAPTER４　通信システムの選び方」を参照してください。

Q３．処方せんの有効期限は変えられる？

変更できます。郵送にかかる日数を考慮して設定してください。

Q４．高齢者のスマートフォン保持率は？

60代では70％程度※です。

※２０１９年ＮＴＴドコモ「モバイル社会研究所」調べ

Q5. 家からでもできる?

条件付きで可能です。ただし、プライバシーの確保や、患者情報の管理、診療録の記載などの課題があります。

詳細は「CHAPTER 2　オンライン診療の流れ」の「来院」の項を参照してください。

Q6. 車での移動中にオンライン診療は行える?

推奨されません。

ネットワークの安定性、プライバシー確保の観点から新幹線などの電車、自家用車を含め、移動中の車内でのオンライン診療は望ましくありません。

オンライン診療の予約は移動のない時間に設定しましょう。やむをえず自家用車内で対応する場合は、①プライバシーへの配慮、②通信の安定性の確保に注意する必要があります。

Q７．相手が未成年でも大丈夫？

保護者の同意を確認できれば、可能です。

Q８．新患、初診からオンライン診療ができる？

「新型コロナウイルス感染症の拡大に際しての時限的・特例的な取扱い」として、初診でのオンライン診療が認められました。

新患でのオンライン診療についても、右記取り扱いの解釈では許容されます。

しかし、日本プライマリ・ケア連合学会は、「時限措置のオンライン診療では認められているものの、平時のオンライン診療の趣旨からはお勧めできません。理由としては、ほとんどの場合は医師患者関係が構築できておらず、患者背景の把握は困難です。」※としています。

※２０２１年３月現在、特例的措置、時限措置の解除後の取り扱いは決定していません。

Q９．自由診療でも、新患、初診のオンライン診療はできない？

「新型コロナウイルス感染症の拡大に際しての時限的・特例的な取扱い」（厚生労働省事務連絡）では許容されます。

※２０２１年３月現在、特例的措置、時限措置の解除後の取り扱いは決定していません。

Q10．オンライン診療で見落とした場合の法的責任はどうなる？

通常の診療行為と同様の責任が発生します。

Q11．画質はどれくらい？

通信状態、通信機器の機種によります。また、使用するシステムによっても変わってきますので、導入前に画質の確認をしておきましょう。

Q12. 診察やりとりの音声、動画は、保存したほうがよい？

情報漏えいのリスクから、医師側端末内に患者情報は残さないようにしましょう。

Q13. 前の診療が長引いてオンライン診療の時間をすぎてしまった場合、どうなるのでしょうか？

使用するシステムによりますが、特別なメッセージは表示されないことがほとんどです。大幅な変更となる場合には医療機関側から患者に電話連絡をするのがよいと考えます。

Q1．オンライン診療は、どの診療科が対象ですか？

すべての診療科が対象です。外科・整形外科などの手術や処置が中心の診療科でも、経過のフォローなどで活用できます。

Q2．オンライン診療は、病院とクリニック、どちらで使えますか？

どちらでも使えます。

Q3．海外に住んでいます。日本の医療機関のオンライン診療を受けられますか？

厚生労働省発表のQ&Aに次の記載があります。

Q．本指針は、国内に所在する日本の医療機関の医師が、国外に所在する患者にオンライン診療やオンライン受診勧奨を実施する場合にも適用されますか。

A．国外に所在する患者に対するオンライン診療やオンライン受診勧奨についても、診察・診断・処方等の診療行為は国内で実施されており、医師法、医療法や本指針が適用されます。なお、オンライン診療等の実施に当たっては、患者の所在する国における医事に関する法令等も併せて遵守する必要があると考えられます。

「オンライン診療の適切な実施に関する指針」より抜粋

このことより、海外に所在する患者に対するオンライン診療は、一律の禁止はされていません。しかし、病状によってオンライン診療から対面診療に切り替える場合を想定すれば、海外に所在する患者へのオンライン診療は推奨されないと考えます。

Q4. 重症でもみてもらえますか?

重症と判断された場合、病院への来院をお願いすることになります。

Q5. 一回の診察でどの程度の時間を費やすのでしょうか?(時間制限はある?)

標準的なクリニックでは、一回の診療につき10分程度で運用されています。時間制限はありません。

Q6. オンライン診察は自宅でしか受けられませんか? 職場でも受診できますか?

職場での受診は、条件付きで可能です。ただし、プライバシー保護の観点から難しい場合が多くあります。
詳細は「CHAPTER 2　オンライン診療の流れ」の「来院」の項を参照してください。

Q7．毎回同じ先生にみてもらえますか？

対面診療のときと、同じ医師にみてもらえます。
ただし、複数の医師が担当医師となり診療を行っている場合は、複数医師が担当することもあります。

Q8．診察ではなく、相談だけすることもできますか？

症状を問診し、病名や治療法について話すことは「オンライン診療」となります。

Q9. 家族にそばにいてもらって、一緒に話を聞いてもいいですか？

可能です。診察開始時に、医師に家族の同席を伝えてください。

Q10. 処方せんはメールやFAXで受け取れますか？

処方せんは原本でのやりとりが原則となります。

オンライン服薬指導の場合には、医療機関から薬局に処方せんの情報が送られ、服薬指導の後に、薬品を郵送で受け取ることができます。
※2020年9月現在

Q11. オンライン診療にはどのような機材が必要ですか？

スマートフォン、タブレット、パソコンのいずれかが必要です。
なお、パソコンの場合はWebカメラやスピーカー機能、マイク機能が搭載されている機種かどうか、外付けでＷｅｂカメラやスピーカー、マイクなどを別に用意しなければならないかどうかを確認していただく必要があります。

Q12. 診察料金は一律ですか？ それとも毎回異なりますか？

医療機関によって異なります。事前に説明を求めることができます。

Q13. 健康保険は使えますか？ それとも自由診療扱いになるのですか？

保険診療、自由診療のどちらもあります。診察時に医療機関にお問い合わせください。

Q14. 通信にかかる電話代は患者が負担するのですか？

通信費については、事前に医療機関から説明があります。
患者側の端末通信費については、患者負担となることが多いです。

COLUMN

二つのM～MoraleとMotivation

各地で、オンライン診療についてまったく初めて耳にする方を対象に講演する機会をいただいています。また、実際にオンライン診療を始めたうえで、お悩みを抱えた医師も相談会に多数参加いただいています。

ニーズに合わせてテーマを変えていますが、毎回強調しているのは、「遠隔診療二つのM」つまり、MoraleとMotivationです。

Morale

対面診療と同じように、倫理観、道徳感が重要です。また、医師（医療者）側だけでなく、患者側の協力も重要となります。

患者のなりすまし、医師のなりすまし、転売目的の薬品購入、安易な受診、不必要な診療の繰り返しなどが懸念されています。

オンライン診療は、走り出したばかりの制度であり、特に医療者側が、Moraleの重要性を自覚し、患者側をリードしていく姿勢が重要です。

Motivation

「意欲」「オンライン医療をやりたいという気持ち」が重要です。

当たり前のようですが、相談に対してこの原則を伝えて納得してもらうケースが多くあります。

二つの例と、私の答えを示します。

相談例1

事務長「うちのドクターにオンライン診療をすすめたけれど、やりたくないと言って困っている」

私の答え

やりたくないドクターに、無理にオンライン診療をおすすめする必要はないと思います。現在の診療に集中したいという思いや、オンライン診療の導入を負担、リスクに感じられる考え方は、尊重されるべきと思います。

相談例2

医師「ちょうどよさそうな患者さんにオンライン診療での受診をお勧めしたんだけれど、『いや、直接来ます』と言われてしまい、導入できなかった」

私の答え

ご案内したうえで、対面診療を希望されているわけですから、これまで通りの診療を続けるのがよいですよ。

あなたはオンライン診療をしたいですか。

索引

＊＊＊

著者紹介

医師　浅野 貴大

２０１７年より遠隔医療コンサルタントとして、医師会、保険医協会で講演。
医療機関からのオンライン診療導入相談件数は６００件以上。
２０２１年オンライン診療 Door. のサービス構築に参加。
神戸大学医学部卒業。ニューオリンズ市名誉市民。

オンライン診療《しんりょう》スタートマニュアル

定　価　3,080 円（本体 2,800 円＋税 10%）
※消費税率変更の場合，上記定価は税率の差額分変更になります。

発　行　2021 年 4 月 20 日　第 1 刷発行

著　者　浅野《あさの》 貴大《たかひろ》

発行者　株式会社 東京医学社
代表取締役 蒲原 一夫
〒 101‑0051 東京都千代田区神田神保町 2‑40‑5
編集部　TEL 03‑3237‑9114
販売部　TEL 03‑3265‑3551
URL：https://www.tokyo-igakusha.co.jp
E-mail：info@tokyo-igakusha.co.jp

デザイン・制作　森本 由美

印刷・製本　三報社印刷 株式会社

ISBN 978-4-88563-729-2